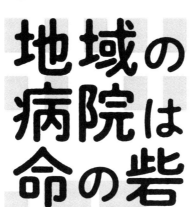

地域の
病院は
命の砦

地域医療をつくる政策と行動

横山壽一・長友薫輝 編著

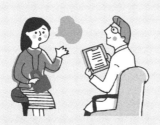

自治体研究社

医療・生活・地域を守る最後の砦
公立・公的病院の維持・存続を

全国保険医団体連合会会長　住江憲勇

　国民の命と健康を直接預かる厚労省が、事実上、統廃合候補と名指しする病院リストを公表する暴挙に出たことに怒りを禁じえません。地域医療に粉骨砕身する医療人の心がどれだけ折れたか、地域の患者・住民にどれだけ不安を招いたか。厚労省は、直接医療現場に出向き謝罪すべきです。

　私は長年、地域で夜間・休日の救急を受け入れる眼科医として地域医療に従事してきましたが、重症・重篤な患者を緊急搬送できる病院の存在は本当に心強いものがありました。入院が必要な患者を迅速に受け入れてもらえる病院があってこそ、開業医は安心して日々の診療に専念できます。

　一つの病院が地域で果たす役割は様々です。リハビリ、眼科、神経・精神疾患など単科を中心とした病院、難病患者、障害者や重度患児はじめ公費負担医療などの患者を多く受け入れる病院や、在宅医療・介護サービスを積極的に担う、在宅復帰に向けて急性期経過後の患者を多く受け入れる病院など、地域でその病院が果たしている役割は病院の数だけあるといっても過言ではありません。長年、地域の住民がその病院を利用してきたこと自体、その病院は地域になくてはならないものであり、地域住民の大きな財産です。また、地域によっては、公立・公的病院しか入院医療機関がない所も少なからずあります。

　今回の病院リストのように、病院が地域で果たす様々な役割や地域の実情などを無視して、1月間の急性期医療の特定の領域における症例数で、病院を選別しようとすることは、机上の計算以外の何物でもありません。車で20分以内なら病院同士が近くにあり、診療科・病床削減などしても問題ないとしていますが、現に通院する患者、交通弱者や積雪寒冷といった地域環境などを無視したものです。病院とりわ

け地域の住民に密着した中小病院を狙い撃ちして潰そうとするためのこじ付けと言わざるを得ません。

こうした机上の計算で病院・病床を削減することは、地域住民の命を切り捨て、自治体の役割を放棄することにつながります。厚労省自ら不十分なデータと認める以上、病院リストは即刻撤回すべきです。

厚労省は、少子化に伴う患者減少や高齢化で急性期患者が減るなどとして、病床削減や病院統廃合を正当化しようとしていますが、長期に及ぶ雇用・賃金の劣化、年金削減や医療・社会保障の連続改悪などで、患者になれない病人、孤独・孤立死する人たちが増えている現状を不問視するものです。

本会の調査では、3人に1人以上の開業医が経済的理由による患者の治療中断や必要な治療の制限を経験しています。学校健診で受診が必要とされたにもかかわらず、ネグレクトや貧困、ひとり親など家庭環境などを背景に、受診できない子どもたちも少なくありません。低賃金・非正規雇用の拡大などで健診も満足に受けられない、健康に留意した食生活もままならない現状も広がっています。

病院にしても、医療ニーズがあっても、国の医療費抑制の下で医師や看護師が確保できず、稼働できない病床も少なくありません。自らの失政で少子化や人口減少をもたらしてきたことを省みず、2040年問題などと逆手に取って公的医療体制を縮小しようとする政策は本末転倒です。あまつさえ、経済力の弱い方ほど負担が重い消費税を増税した上、病床を削減するほど補助金を出すような政策は、国民を愚弄しています。

少子化対策や地方創生と言うなら、先進国で見ても高い窓口負担を軽減し、医師の大幅増員を図るなど、地域で安心して働き暮らせるよう地域医療の充実を進めるべきです。戦後、全国各地に国保診療所が作られ、住民の医療保障が進められてきました。憲法の生存権を灯していく営みそのものでした。地域医療の最後の砦を担う公立・公的病院を守ることは、生存権そのものを守る取り組みです。

医療機関の再編・統合は、受療権の剥奪と医療の質低下に

全日本民主医療機関連合会副会長
松江生協病院副院長　眞木高之

　厚労省から、再編・統合の対象となる公立・公的病院が、実名で公表されました。その後、対象を民間病院にまで広げるべきだ、との意見も聞こえてきます。この間政府は、医療費を抑制するため、全病床数、特に急性期の病床数を減らし、急性期医療の集約化を推し進めようとしており、その動きを加速させることが、このたびの狙いであると思われます。

　私が住んでいる島根県は、人口減少と高齢化において、トップを走っている県の一つであり、多くの医療機関が、すでに集約化の波を受けています。私の勤めている病院も、元々は総合病院でしたが、圏域の医療機関の集約化の流れの中で、大学の医局人事の引き揚げにあい、多くの診療科で縮小を余儀なくされています。背景には、島根大学医学部出身者の多くが県外に出て行くため、島根大学自体が人材難で、島根大学から派遣する医師を集約化せざるを得ないという、島根大学の台所事情があります。

　すでに集約化が始まっている地域の医療現場では、実際にどういった事態が起こっているのかを、実体験をもとにお示ししたいと思います。

　急性期の機能を集約して任されている病院は、それなりの規模を持った圏域の基幹病院がほとんどです。圏域の急性期基幹病院は、入院期間が長くなる、高齢者に特有の多疾患が複雑に絡み合って併存するような患者さんについては、診療報酬上敬遠する傾向があります。そのため、地域の開業医の先生から、基幹病院で断られたという患者さんを紹介されることは、日常的によく経験します。また、先日は、基幹病院の医師から、「差額ベッド料に御家族が納得されなかったので、貴院での入院加療をお願いしたい」という紹介を受けたこともありま

した。当院は、差額ベッド代を徴収せず、急性期医療についても頑張っているので、なんとか対応できましたが、集約化が進み、当院が急性期の機能を失うようなことになれば、こういった患者さんは、いったいどうなってしまうのでしょうか。

　また、私は、不整脈専門医として、比較的最先端のカテーテル治療を行っていますが、先日、90歳の方に行った治療に対し、年齢を理由に、保険基金から診療報酬の支払について返戻を受けました。再請求を行い、支払いは認められましたが、もし圏域に専門的な医療を行う医療機関が一つしかなく、年齢を理由に専門的な医療をやらない、ということにでもなれば、高齢の方は、専門的な医療を受けることはできなくなるのではないでしょうか。

　このような事例を通して見えてくるのは、医療機能の集約化が進むことは、患者の受療権が奪われることにつながる、ということだと思います。医療機関の集約化は、住んでいる場所によっては、距離的にアクセスが悪くなる、というだけの問題ではありません。集約化された医療機関によって選ばれた患者さんしか診てもらえなくなる危険がある、ということです。また、圏域内に競合する医療機関があり、患者さんから選ばれようと互いに切磋琢磨することにより、医療の質も保たれるのではないか、と思います。医療の質を担保するうえでも、医療機関の集約化の流れには、警鐘を鳴らす必要があります。

　医療機関の再編・統合、集約化は、患者の受療権を守り、医療の質を担保する立場から、絶対に阻止しなければなりません。そして、受療権を奪われた地域に、安心して住み続けることができないのは、言うまでもありません。安心して住み続けられるまちづくりにとっても、医療機関の再編・統合は、阻止しなければなりません。

　そして、医療機関の再編・集約化を阻止するためには、OECD諸国と比較して圧倒的に少ない医師の数を増員させる必要があるとも考えています。

地域包括ケアと連携する地域医療

日本医療福祉生活協同組合連合会副会長理事
みなと医療生協理事長　尾関俊紀

　厚生労働省は 424 の公立・公的病院に対して統廃合を含めた再編の検討を求め、病院名を公表しました。

　米国の研究では統合・買収がおこなわれた病院では、退院後 30 日以内の死亡率や再入院率には差はないものの、医療の質の測定法の一つである患者経験調査において悪化がみられるという研究が出されました。患者経験調査は、医療サービスを通じて患者が経験する事象と定義され、「ナースコールを押してから職員が来るまでの時間」「重要な質問に対して医師から理解できる答えをもらえたか」「退院後どのくらいで通常の生活に戻れるかについて話があったか」といった患者の意向の尊重やコミュニケーションに関わる 50 から 60 項目の質問で調査を行います。この指標が悪化したということは、統合・買収を受けた病院で患者の意向の尊重やコミュニケーションの質が低下する危険性が高いということで、統合・再編を行う時のリスクとして考慮されなければならないと思います。

　地域包括ケアシステムは「可能な限り住み慣れた地域で、自分らしい暮らしを人生の最後まで続けることができる」ことを目標としており、日本医療福祉生活協同組合連合会（以降、医療福祉生協）の考えと一致しています。そのために医療・介護・介護予防・住まい・日常生活支援を包括的に確保するということも医療福祉生協の課題と一致します。私たちは健康の自己主権をもとに地域での医療・介護の選択肢を広げたいと考えています。

　しかしながら、現在の進め方では、地域や自治体によって医療や介護の格差が生じるのではないか。医療・介護・福祉の人材が不足するのではないか。医療・介護の事業者が負担しきれないのではないかと心配しています。

　また医療やケアの考え方は、医師の指示に従い、病院の規則を守る急性期の受け身の立場から、患者自身の選択や行動が重視される慢性期のいわゆる患者中心の医療、慢性期のケアの比率が高くなってきました。こうした中で、入院医療を必要最低限にして、できるだけ住み慣れた場所で療養を行いたいと願う希望が増えてきています。そこで治療の場も在宅が望ましい場合が多いのですが、介護離職にみられるような家族の負担や単身世帯の増加を考えると、在宅医療を取り巻くサポートが大変重要になります。在宅医療・介護連携を推進する必要がありますし、医療福祉生協でも地域の連携をすすめ、ボランティアでの助け合いの取り組みを充実させようと努力しています。

　入院医療を在宅へ転換することで医療費が軽減すると想定されてきました。入院医療費に比較して、在宅での医療費と介護保険の費用を加えても、およそ３分の１で済むという意見もありました。しかしながら、入院医療を在宅医療に切り替えることにより医療費が削減できるとした研究はなく、近年在宅医療の発展は必ずしも医療費抑制に寄与しないという研究も発表されるようになりました。政府は病床削減によって入院医療費を減少させることに力を入れすぎており、在宅医療をどう充実させるかという視点が乏しいと思われます。

　患者、利用者が希望する場所で生活を続けるための選択肢が多くあり、それを担う職種がチームとしてかかわれるよう、各職種の連携を自治体が推し進めてゆくことが求められています。先行事例から学んで、良い点を制度に拡げる取り組みが求められていると思います。

「地域の病院は命の砦―地域医療をつくる政策と行動―」目次

第 I 部

地域医療をとりまく情勢

社会保障改革と地域医療

横山壽一

はじめに

　地域医療をめぐる動きが、ここ数年、次第に顕著になってきました。地域医療は、本来はそれぞれの地域で議論しながら創り上げていくものですが、国の医療政策と無関係というわけにはいきません。動きが顕著になってきたのは、国の医療政策が、地域医療のあり方を大きく変える方向で激しく動いてきたからに他なりません。

　では、地域医療のあり方を変える国の医療政策は、どのように動いてきたのでしょうか。国は地域医療に対して、1980年代以降は基本的に医療費抑制のために利用・提供とも抑え込む方向で対応してきましたが、現在の激しい動きをもたらす起点になったのは、社会保障・税一体改革です。そのことが示しているように、地域医療はそれだけが独立して転換を求められているわけではなく、社会保障全体の転換・再編と一体となって動いています。そうした全体としての社会保障の転換・再編は、安倍政権が掲げる全世代型社会保障改革によって一層明らかになっています。

　以上のことを念頭に置きながら、社会保障改革はどう動いているか、そのもとで地域医療はどう進められようとしているのかを見ていきたいと思います。

1　社会保障改革の動きと地域医療

⑴　起点としての社会保障・税一体改革

　近年の社会保障に見直しを求める動きは、一方で、少子高齢化の進行による費用＝社会保障給付費の増大を強調し、このままでは制度がもたないと危機をあおり、他方で、国の財政赤字は巨額の赤字を抱えて財政の再建は一刻の猶予も許されないとして、これまた危機をあおり、そのうえで財政赤字の原因は社会保障にある、だから財政再建のためには社会保障を削らなければならないと畳みかける、おおよそこのパターンで迫ってきました。そのうえで、社会保障の財源確保には新たな増税が避けられない、消費税収は社会保障の財源に充ててきたがまだ足りない、消費税率を引き上げて社会保障がもたらす新たな財政赤字の発生を食い止めなければならないとして、消費税増税を社会保障のためと説明しながら国民に決断を迫る、これも消費税が取り上げられる時には必ず使われる説明です。

　ここには、嘘・偽りがたくさん含まれていますが、ひとまず置いて、この二つの説明をつなげてみると、消費税増税は社会保障の財源確保のために避けられないが、社会保障の削減も財政再建のために避けられない、つまり、社会保障のために消費税増税を行うが社会保障は削減する、ということです。こんな矛盾だらけの話は誰も納得しません。そこで「社会保障のために増税を行う」ことだけ説明して、「だけど社会保障は削減する」ことは一緒には言わない。

　これはどこの話かというと、社会保障の見直しと消費税増税をセットにして取り組むことを求めてきた「社会保障・税一体改革」の話です。この一体改革が、いま、社会保障を次々と壊し始めています。

　具体的にはどのように進んできたのか、簡単に整理しておきます。「社会保障・税一体改革関連法」が成立したのが 2012 年 8 月、年金、

子ども・子育て、税制などの改正法と並んで「社会保障制度改革推進法」という法律が成立します。この推進法には社会保障全体を見直すことが盛り込まれ、その具体化は「社会保障制度改革国民会議」という組織を設けて検討することとされました。その「国民会議」は2012年11月に設置され、2013年8月に「報告書」を提出します（以下「国民会議報告書」）。この「報告書」に、社会保障見直しの内容が具体的に書き込まれ、以後、具体案を実施に移していくことになりますが、実施にあたって、安倍政権は、いつ、どのようなことを実施するかを盛り込んだ「持続可能な社会保障制度を確立するための改革の推進に関する法律（以下、「社会保障改革プログラム法」）を2013年12月に成立させ、法律であらかじめ縛りをかけるという異常な対応をとります。そして、その後はこの「プログラム法」に基づいて、制度改正のために個別の法律があらたに制定され、改正されていくことになりました。

　このようにして、これまでに「地域における医療及び介護の総合的な確保を推進するための関係法律の整備等に関する法律（以下、「医療介護総合確保法」2014年）、「持続可能な医療保険制度を構築するための国民健康保険法等の一部を改正する法律（以下、「医険制度改革関連法」2015年）、「地域包括ケアシステムの強化のための介護保険等の一部を改正する法律（以下、「地域包括ケア強化法」2017年）などが制定され、順次実施されていくことになります。これらの法律は、いずれもたくさんの法律を束ねて「関連法」として制定されており、制定・改正は広い範囲に及びます。

　「社会保障・税一体改革」は、2015年度からは「経済・財政一体改革」として引き継がれ、社会保障に対する見直しを一段と強めていきます。

(2) 社会保障・税一体改革と地域医療

　社会保障改革プログラム法に基づく社会保障・税一体改革の具体化

は、地域医療のあり方に大きな転換をもたらしてきました。その先鞭をつけたのが「医療介護総合確保法」です。

　この法律は、「プログラム法」以降の最初の改革関連法で、医療と介護の見直しを一体的に扱った初めての法律です。ここでは、医療提供体制の再編とその受け皿として位置づけられた地域包括ケアシステムの構築を一体的に進めることを定め、「国民会議報告書」が示した「川上・川下一体改革」、「医療から介護へ」「病院・施設から地域・在宅へ」という再編に法的根拠を与えるとともに、医療提供体制の再編を進めるための方策として、各都道府県に地域医療構想の策定を求め、あわせて各医療機関に病床機能報告を義務づけました（第4条2に規定された医療法関連事業）。

　また、続く「医療制度改革関連法」では、国民健康保険の保険者を都道府県と市町村とし都道府県を財政運営の責任主体とすること、医療費適正化計画を見直し5年計画を6年計画に変更するとともに「医療に要する費用の見込み」（＝医療費目標）を定めることなど求め、医療費抑制の強化のために都道府県を司令塔とする体制を整備しました。

　この二つの法律によって、病床削減を柱とする医療費抑制の体制が格段に強化されました。都道府県は、一方で地域医療構想を策定して病床削減を具体化し医療提供体制の抑制を促進する役割を果たすとともに、他方で国民健康保険の保険料徴収を通して医療の利用＝需要側にも影響を及ぼす立場に立つことで、文字通り司令塔として医療費抑制を推進することを求められることになりました。この体制が機能すれば、国はそのつど指図しなくても、都道府県が自らの責任で医療費抑制を進めてくれる、いわば自律的な医療費抑制装置を手に入れることになります。もっとも、それがうまく機能するのは、都道府県や医療機関や住民が文句を言わないで医療費抑制に従ってくれる限りのことですが、それは保証の限りではありません。実際にも、この装置

がそんなにうまく機能しないことは、すぐに明らかになっていきます。

(3) 経済・財政一体改革と地域医療

　社会保障・税一体改革は、2016年度からは、経済・財政一体改革に引き継がれ、一層強化されながら具体化されていくことになります。経済・財政一体改革を打ちだした「骨太の方針2015」、経済・財政一体改革を進めるために策定された経済・財政再生計画および改革工程表などにその具体的内容を見ることができます。社会保障は、経済・財政一体改革が掲げる「デフレ脱却・経済再生」「歳出改革」「歳入改革」のいずれにおいても主要な役割を担うものとされ、多くの点で見直し・再編が求められることになりました。

　それらは、「経済・財政再生計画」に盛り込まれた「社会保障検討項目」の44項目としてまとめられ、全体が「医療・介護提供体制の適正化」「インセンティブ改革」「公共サービスの産業化」「負担能力に応じた負担と給付の適正化」「薬価・薬剤等の診療報酬及び医薬品等に係る改革」「年金」「生活保護等」の7つの柱に区分されました。医療提供体制再編のさらなる強化、予防・健康づくりの推進による医療費抑制、これらと一体となったビジネス化などを含む44項目は、社会保障の見直しがいかに経済再生と財政再生において重要視されているかを示しています。

　地域医療は、主として「医療・介護提供体制の適正化」で取り上げられていますが、これまでの内容に加えてデータを使った「地域差」の見える化と是正が強調されるとともに、診療報酬を使った病床機能分化・削減が謳われ、データと診療報酬の活用による地域医療の再編の方向性が一段と明確にされています。

　予防・健康づくりも地域医療と深く関わっています。政府はこれまでも予防・健康づくりを医療費抑制の手段として重視し医療費適正化計画にも盛り込むよう求めてきましたが、44項目では「インセンテ

ィブ改革」と結びつけ、個人へのヘルスケアポイントの付与とともに、保険者努力支援制度として保険者へのインセンティブを強化する方向を打ち出しました。都道府県・市町村は、特別調整交付金の配分をめぐって激しい競争を強いられることになります。

　同時に、予防・健康づくりは、すでに動き出しているデータヘルス計画、企業による健康経営などに見られるように、民間事業者との連携、保険外サービスの開発とヘルスケア産業の育成と一体的に取り組まれており、医療費抑制だけでなく新たな成長産業の育成をも視野に入れた取り組みとして位置づけられています。

　このように、地域医療は社会保障全般の再編・転換と一体となって、そのあり方が大きく見直されてきました。その社会保障全般の見直しが、いま、全世代型社会保障改革という装いをとって新たな展開を遂げ始めています。では、全世代型社会保障とは何か、そのもとで地域医療はどのような見直しを求められているか、項をあらためてみていきます。

2　全世代型社会保障改革とは何か

　全世代型社会保障は、初めから現在用いられているような内容で登場してきたわけではありません。いくつかの変遷をたどりながら今に至っています。その経緯を見ていきます。

⑴　言い始めは「国民会議報告書」

　全世代型社会保障を大きく取り上げた最初の文書は、すでに触れた「国民会議報告書」（2013 年 8 月）です。報告書は、「すべての世代を対象とした社会保障へ」を掲げ、「少子高齢化の進行と現役世代の雇用環境が悪化する中で、これまでの日本の特徴であった現役世代の給付が少なく、給付は高齢者中心、負担は現役世代中心という構造を見直して、給付・負担の両面で世代間・世代内の公平が確保された制度とす

ることが求められる」としたうえで、「1970 年代モデル」から「21 世紀（2025 年）日本モデル」への転換を求め、「1970 年代モデル」では、社会保障はもっぱら「年金」「医療」「介護」となっていたが、「21 世紀（2025 年）日本モデル」は、「子ども・子育て支援を図ることや、経済政策・雇用政策・地域政策などの施策と連携し、非正規雇用の労働者の雇用の安定・処遇の改善を図ること等をはじめとしてすべての世代を支援の対象とし、また、すべての年代が、その能力に応じて支え合う**全世代型の社会保障**とすることが必要である」としました（強調は筆者）。

　報告書はさらに続けて、次のように提起します。「21 世紀型（2025年）日本モデル」の社会保障のモデルでは、「主として高齢者世代を給付の対象とする社会保障から、切れ目なく全世代を対象とする社会保障への転換を目指すべきである。…世代間の公平だけでなく、世代内の公平も重要であり、特に他の世代と比較して格差の大きい高齢者については、一律横並びに対応するのではなく、負担能力に応じて社会保障財源に貢献してもらうことが必要である。このような観点から、これまでの「年齢別」から「負担能力別」に負担のあり方を切り替え、社会保障・税番号制度も活用し、資産を含め負担能力に応じて負担する仕組みとすべきである。」

　「国民会議報告書」は、全世代型社会保障を「21 世紀日本モデル」と呼び、高齢者偏重から全世代を対象とする社会保障へ転換し、同時に負担能力ある高齢者にもっと負担をしてもらうよう求めました。報告書が全世代型社会保障として強調したのは、給付と負担の「世代間不公平」であり、「高齢者への負担増」でした。そして、そのために持ち出されたのが「年齢別から負担能力別の負担へ」という考え方です。

(2) 全世代型から「一億総活躍社会」へ

　「国民会議報告書」の提起は、高齢者の負担増のために積極的に活用

されました。しかし、社会保障全体の改革を唱えるスローガンとして全世代型社会保障が引き続き用いられたわけではなく、一旦は後景へ退き、その後再び前面へと出てきます。その間、主役に躍り出てきたのが「一億総活躍社会」です。これには深いわけがあります。そのカギを握るのは「人口減少」です。

　財界は、2000 年に入ってから人口減少による労働力不足を問題にし始めます。比較的まとまった形でそれが表明されたのが経団連「人口減少に対応した経済社会のあり方」（2008 年）です。この文書は、「本格的な人口減少がもたらす経済社会への影響は、時間の経過とともに確実に深刻度を増していく」との問題意識から、とく生産年齢人口の減少による労働力の減少を問題とします。そのうえで、この問題は「若年者、女性、高齢者等国民各層の労働市場参加率如何によっては、その影響は大きく異なってくる」として、その打開策に国民各層の労働市場への参加を掲げます。同時に、「日本型移民政策の検討」も課題として取り上げ、外国人材の受け入れ促進を打ち出します。

　この問題意識が政治の舞台に持ち出されてくるのが、まずは「日本再興戦略 2015」（2015 年 6 月）です。ここでは、アベノミクス第 2 ステージの課題として「人口減少下における供給制約の軛を乗り越えるため」の「生産性革命」と「個人の潜在力の徹底的な磨き上げ」が提起され、女性の活躍、高齢者の活躍、外国人材の獲得が「供給制約への対応」として位置づけられます。そして、その年の 10 月、安倍首相が自民党総裁に選出された際に「一億総活躍社会の実現」が大々的に打ち上げられ、その具体的目標として「新・三本の矢」（「GDP 600 兆円」「希望出生率 1.8」「介護離職ゼロ」）が掲げられました。政策の具体化はされているものの、基本的なスタンスは「日本再興戦略 2015」と同じであり、出生率も介護離職も労働力不足への問題意識から持ち出されたものです。

　「一億総活躍社会」はその後、「一億総活躍国民会議」の設置（2015 年 10 月）、「ニッポン一億総活躍プラン」の閣議決定（2016 年 6 月）、「骨太の方針 2016」への書き込み（2016 年 6 月）と具体化が急ピッチで進められます。

　この経緯から分かるように、「一億総活躍社会」は、まさしく労働力対策・成長戦略そのものです。それをあたかも国民生活の課題を解決するかのように装って登場させたところに安倍政権のまやかしがあります。まやかしであっても、ともかく「一億総活躍社会」を社会保障改革として打ち出さねばならなかった事情があったわけです。そのことが「全世代型社会保障」を一旦は後景に退かせる要因でもありました。

(3) 「全世代型社会保障」の再登場

　「一億総活躍社会」が安倍政権の中心的位置を占めるなかで、全世代型社会保障が再び強調されるようになります。その動きはまず「骨太の方針 2018」（2018 年 6 月）に現れました。

　今回のキーワードは「少子高齢化」と「持続性」です。「骨太の方針 2018」は、次のように述べます。「少子高齢化は、経済面で成長の制約要因であるとともに、財政面においては、…社会保障の支え手の減少や、高齢者の医療・介護費による歳出増加圧力を通じて財政健全化の足かせとなる。特に若年層に強い社会保障に対する将来不安や、社会保険料の負担増、教育費用など子育て負担は、現役世代の消費意欲を抑制し、個人消費の回復が力強さを欠く要因にもなっている。全世代型社会保障を確立し、その持続性を確保する観点から、歳出改革の加速・拡大を図るとともに、2019 年 10 月に予定されている消費税率の 8% から 10% への引き上げを実施し、少子化対策や年金、医療、介護に対する安定的な財源を確保することが課題である。」

　ここでは、少子高齢化を、経済面と財政面の制約要因ととらえ、全

世代型社会保障を現役世代の負担軽減と消費の拡大、歳出改革、そして持続可能な財源確保の課題を担うものとして位置づけています。「世代間の不公平」は引き継ぎつつ、少子高齢化の下での持続可能性を確保するものとして、その役割が大きく広げられていることが分かります。

　これらの課題を検討するために、「2040年を展望した社会保障・働き方改革本部」が設置されます（2018年10月）。設置にあたって、おおよそ以下のような問題意識と課題の整理さが示されました。すなわち、来年10月の消費税率の引上げによって、2025年を念頭に進められてきた社会保障・税一体改革が完了する。今後は、団塊ジュニア世代が高齢者となる2040年を見据えた検討を進めることが必要である。2040年を見通すと、現役世代（担い手）の減少が最大の課題である。一方、高齢者の「若返り」が見られ就業率も上昇している。今後、国民誰もが、より長く、元気に活躍できるよう、以下の取組を進める。①多様な就労・社会参加の環境整備、②健康寿命の延伸、③医療・福祉サービスの改革による生産性の向上、④給付と負担の見直し等による社会保障の持続可能性の確保。

　この改革本部の設置は、非常に重要な意味を持っています。というのは、ここではじめて「一億総活躍社会」が取り上げてきた労働力対策のための雇用改革と社会保障改革が一体化され、全世代型社会保障改革としてまとめられているからです。全世代型社会保障改革は、これ以降、雇用改革と社会保障改革を含みながら、労働力不足対策と社会保障の見直しを提起してくことになります。それに伴って「一億総活躍社会」は取り下げられたのではなく、より上位の概念として位置づけ直されることになります。

(4)　全世代型社会保障改革の具体化

　これらの動きを経て、全世代型社会保障改革は、安倍政権の政策に

おける主役の位置を占めるに至ります。そして、同時に、当面は高齢者をターゲットにして改革していく方向が鮮明になってきます。そのことを示すのが、2018年10月と2019年10月の二度にわたる安倍首相の所信表明演説です。

　まず2018年ですが、「全世代型社会保障改革」を次のように説明しました。「元気で、意欲あふれる高齢者の皆さんの経験や知恵をもっと活かすことができれば、日本はまだまだ成長できる。人生100年時代の到来は大きなチャンスです。いくつになっても、学び直しのチャンスがあり、生きがいを持って働くことができる。これまでの働き方改革の上に、生涯現役社会を目指し、65歳以上への継続雇用の引上げや中途採用・キャリア採用の拡大など雇用制度改革に向けた検討を進めます。／消費税率引上げが経済に影響を及ぼさないよう、あらゆる施策を総動員することと併せ、来年10月から幼児教育を無償化します。更に、再来年4月から真に必要な子どもたちへの高等教育を無償化する。安倍内閣は、未来を担う子どもたち、子育て世代に、大胆に投資してまいります。／子どもから現役世代、お年寄りまで、**全ての世代が安心できる社会保障制度**へと、今後三年かけて改革を進めます。女性も男性も、若者も高齢者も、障害や難病のある方も、誰もがその能力を存分に発揮できる一億総活躍社会を、皆さん、共に、創り上げようではありませんか。」（強調は筆者）

　次に2019年の所信表明演説です。ここでも「全世代型社会保障改革」を取り上げ、次のように述べています。「一億総活躍社会の完成に向かって、多様な学び、多様な働き方、そして多様なライフスタイルに応じて安心できる社会保障制度。三つの改革に、安倍内閣は果敢に挑戦いたします。／65歳を超えて働きたい。8割の方がそう願っておられます。高齢者の皆さんの雇用は、この6年間で、新たに250万人増えました。その豊富な経験や知恵は、日本社会の大きな財産です。

／意欲ある高齢者の皆さんに70歳までの就業機会を確保します。いつまでも健康でいられるよう、予防にも重点を置いた医療や介護の充実を進めます。同一労働同一賃金によって正規・非正規の壁がなくなる中で、厚生年金の適用範囲を拡大し、老後の安心を確保します。／年金、医療、介護、労働など社会保障全般にわたって、人生100年時代を見据えた改革を果断に進めます。令和の時代にふさわしい、子どもからお年寄りまで**全ての世代が安心できる社会保障制度**を、大胆に構想してまいります。」（強調は筆者）

　この二つの所信表明演説は、全世代型社会保障改革を、高齢者の雇用、そのための予防、そして人生100年時代を見据えた社会保障改革を当面の重点課題として進めることを明らかにしています。同時に、全世代型社会保障改革は、「一億総活躍社会」実現への道筋であるとの理解が示され、上述した「上位概念」への移行を明確にしました。

　この全世代型社会保障改革は、2019年9月、所信表明に先立って「全世代型社会保障検討会議」（以下「検討会議」）を発足させ、具体的な検討に入っていきます。検討会議のメンバーには、経団連、経済同友会の代表が加わり、これまで政府の成長戦略や経済政策等に関わってきた人物ばかりで構成され、社会保障関係者は政府の審議会を懸け持つ人物1人だけという異様さです。その検討会議は、2019年12月に「中間報告」をまとめています（詳細は後述）。そして、2020年の夏には「最終報告」をまとめる予定です。

　全世代型社会保障改革のこれまでの検討状況とこれからの予定をまとめると、図表Ⅰ-1のとおりです。参議院選挙までは、国民からの反発が小さいと考えられた雇用改革と予防・健康づくりを中心に議論を先行させ、選挙後に本格的な制度の見直しに移る、しかも最も強い批判が予想される医療保険の見直しについては最終段階に回すという、国民の目をごまかすために極めて政治的な扱いが行われていることが

表 I-1　全世代型社会保障改革〈これまでとこれから〉

第一段階	2018年10月 〜2019年5月 〈2040年を展望した社会保障・働き方改革本部〉	雇用改革 　65歳以上の継続雇用 　就職氷河期の就職支援 　中途採用の拡大 社会保障改革(1) 　予防の推進 　健康寿命の延伸など
	2018年12月　　新経済・財政再生計画「改革工程表」2018 　　　　　　　社会保障（44項目プラス61項目） 2019年5月　　社会保障・働き方改革本部とりまとめ	
2019年7月21日　参議院選挙		
第二段階	2019年9月〜 〈全世代型社会保障検討会議〉	社会保障改革(2) 　第1回　　9月20日 　第2回　11月 8日 　第3回　11月21日 　第4回　11月26日 　第5回　12月19日
	2019年12月19日　中間報告 2020年1月〜　　年金・介護制度改革法案を国会に上程 2020年6月　　　最終報告　骨太の方針2020に盛り込み 2020年秋以降　医療保険制度等の改正法案	

分かります。後述する「中間報告」にもそうした「配慮」をうかがうことができます。

　全世代型社会保障改革は、このように、一方で「団塊ジュニア世代が高齢者となる2040年を見据えた検討」として、他方で「すべての団塊世代が75歳になるまでに、財政健全化の道筋を確かなものにする」ための「基盤強化」として位置づけられ、中長期の課題を担うものとして動き始めています。

3　全世代型社会保障改革と地域医療

(1)　社会保障改革と地域医療

　それでは、地域医療はこの全世代型社会保障改革のなかでどのよう

に位置づけられ、いかなる見直しが求められているのでしょうか。そのことを明確にするためには、あらためて全世代型社会保障改革の全体像を見ておく必要があります。もっとも、「検討会議」の「最終報告」は 2020 年の夏まで待たねばなりません。そこで、「最終報告」に引き継がれると思われる「2040 年を展望した社会保障・働き方改革本部」の取りまとめ（2019 年 5 月）を参考に整理してみます。

　「改革本部」は、「現役世代の人口の急減という新たな局面に対応した政策課題」を三つの柱にまとめています。すなわち、「多様な就労・社会参加」「健康寿命の延伸」「医療・福祉サービスの改革」です。それぞれ雇用改革および年金改革、働き続けるための予防・健康づくり、そして持続可能な社会保障を目指したものであることは容易に分かります。地域医療は、このうち「医療・福祉サービス改革」に位置付けられていますが、「健康寿命の延伸」も予防・健康づくりによる予防＝医療費抑制として深く関わっています。

　このとりまとめに先立って策定された「経済・財政再生計画改革工程表」（2018 年 12 月）と重ね合わせて読むと、より具体的な内容が分かってきます。この工程表は、「経済・財政再生計画」による「社会保障検討項目」44 項目が見直され、新たに 61 項目追加されたことを踏まえて策定されたものです。追加された 61 項目は、「予防健康づくりの推進」18 項目、「医療・福祉サービス改革」31 項目、「多様な就労・社会参加」2 項目、「給付と負担の見直し」10 項目ですが、「医療・介護サービス改革」のなかに「病床の機能分化・連携の推進」をはじめ「かかりつけ医、かかりつけ歯科医、かかりつけ薬剤師の普及」「地域独自の診療報酬のあり方の検討」「国保財政の健全化（法定外繰り入れの解消等）」が追加されています。また「予防・健康づくりの推進」には「生活習慣病予防、介護予防、フレイル予防」「無関心層や健診の少ない層への啓発」「予防・健康づくり、データヘルス、保健事業につい

て多様・包括的な民間委託を推進」が追加され、さらに「給付と負担
の見直し」には、「後期高齢者の窓口負担の検討」をはじめ、医療・介
護の負担増の検討が多数盛り込まれています。

　以上のことから分かるように、全世代型社会保障改革は、地域医療
に対して、提供体制の再編はもとより、予防や給付と負担を通じて、文
字通り地域医療のあり方そのものに大きく見直しを迫るものと言えま
す。これまでみてきた全世代型社会保障改革のねらいから整理すると、
生涯現役としてできるだけ長く働くことを前提に、そのための予防・
健康づくりに個人および保険者が力を注ぎ、制度を使わないことで医
療費を抑えるとともに、人生 100 年時代に堪えうる持続可能性を維持
するために、医療提供体制の効率化を図り、高齢者にさらなる負担を
求めて安定を図る、そうした地域医療を実現しろということです。

(2)　検討会議「中間報告」と地域医療

　2020 年にまとめられた「検討会議」の「中間報告」は、そのことを
よく示しています。

　まず、「中間報告」の全体について触れておくと、人生 100 年時代の
到来を踏まえ、働き方を含めた社会保障の改革を行うことが全世代型
社会保障改革であるとし、「働き方の変化を中心に据えて、年金、医
療、介護、社会保障全般にわたる改革を進める」ことを強調していま
す。そして、いつまでも働く「生涯現役（エイジフリー）で活躍できる
社会」を実現し、それにあわせて「個人の自由で多様な選択を支える
社会保障」を構築するとともに、働くことで「現役世代の負担上昇の
抑制」を図り、「全ての世代が公平に支える社会保障」＝持続可能な社
会保障を構築する、これがあらためて整理された全世代型社会保障の
姿です。

　「各分野の具体的方向性」は、これに沿って①年金の見直し（受給開
始時期の選択肢の拡大、厚生年金の適用拡大、在職老齢年金の見直し、私

的年金の見直し）、②働き方の見直し（70歳までの就業機会確保、中途採用・経験者採用の促進、兼業・副業の拡大、雇用に因らない働き方の保護）、③医療の見直し（後述）、④予防・介護の見直し（「健康」を保持し「担い手」を増やす、保険者努力支援制度の強化、介護インセンティブ交付金の強化、エビデンスに基づく政策の促進、持続可能性の高い介護提供体制の構築）が取り上げられています。

　そこであらためて医療の見直しについてみてみると、最後の「第3章　来年夏の最終報告に向けた検討の進め方」が丁寧にも、医療の見直しの方向性を整理してくれています。その内容を確認しておくと、個別の検討項目の意味がよく分かります。第3章では、特に医療を重視して次のように述べています。「特に、地域医療構想、医師の働き方改革、医師偏在対策を三位一体で推進する。国民の高齢期における適切な医療の確保を図るためにも地域の実情に応じた医療提供体制の整備が必要であり、持続可能かつ効率的な医療提供体制に向けた都道府県の取組を支援することを含め、地方公共団体による保険者機能の適切な発揮・強化等のための取組等を通じて、国と地方が協働して実効性のある社会保障改革を進める基盤を整備する。あわせて、地域や保険制度、保険者の差異による保険料水準の合理的でない違いについて、その平準化に努めていく。」

　整理すると、「地方公共団体による保険者機能の適切な発揮・強化」は都道府県が司令塔の役割を果たせということ、そのもとで地域差の解消に努めるとともに、「地域医療構想、医師の働き方改革、医師偏在対策」を三位一体で進め、効率的な医療提供体制の構築をめざせということです。その方向で「最終報告」はまとめるという宣言です。医療提供体制については、とくに「三位一体」がポイントです。これは、地域医療構想で病床削減を進め、削減された病床に合わせて医師の働き方、医師あるいは看護師の配置を進めるもので、要するに医師・看

護師は減らす、医師の労働時間短縮も病床を削減すれば可能なはずという「病床削減と医師削減の促進策」で、それが進まないならば医師の長時間もやむなしという立場からの見直しです。

　以上を踏まえて「中間報告」の個別の検討項目を見ると、大きくは2点にまとめてあり、第一が「医療提供体制の改革」です。ここでは、まず、人生100年時代と生涯現役社会にあわせて「疾病予防・早期対応から病気を抱えた後もその生活を支える医療のあるべき姿を見据え」て地域医療の基盤を維持することが必要であるとして、とくに予防・健康づくりの強化、セルフケア・セルフメディケーション、ヘルスリテラシーの向上（健康の自己責任の強化）やデータヘルス改革などを課題に挙げ、そのうえで地域医療構想の推進、医師偏在対策、外来機能の明確化とかかりつけ医機能の強化などを謳っています。

　第二は、「公的保険制度のあり方」です。具体的には「後期高齢者の自己負担割合」の1割から2割への引き上げと大病院での外来受診時の「定額負担の強化」です。「給付と負担の見直し」は全体として先送りされたなかで、この項目だけは具体的で明確です。断固として実行する「決意」の現れと言えます。注目しておきたいのは、前者について、「70歳までの就業機会確保や、年金の受給開始時期の選択肢の拡大による高齢期の経済基盤の充実を図る取組等に併せて」負担を見直すとしていることです。つまり、生涯働くことを前提に負担のあり方を見直すというスタンスです。全世代型社会保障改革がすすめる給付と負担の見直しの考え方がここには端的に表れています。しかし、働けない人、働くことを選択しない人も少なくありません。にもかかわらず、みんなが高齢期も働き続けることを前提に負担を強化するという見直しです。こんな乱暴なやり方を認めるわけにはいきません。

むすび

　これまで見てきたように、全世代型社会保障改革は、これまでの社会保障改革の延長ではなく、働き方の変化を中心に据えて社会保障全般を見直すところに最大の特徴があります。

　雇用改革と社会保障改革の一体化です。この点を踏まえないと、全世代型社会保障改革の本質とねらいは正しく理解できません。この改革の背景には、人口減少による労働力不足を「死ぬまで働かせる」ことでまずは対応しようとする政府と財界の戦略があります。働くための予防・健康づくりの重視、働くことを前提とした給付の削減と負担の強化をまずは高齢者をターゲットに進めようとしています。地域医療も、この方向に沿って、少子高齢化のもとでの持続可能性の維持の名のもとに、病床の削減、医師の抑制、フリーアクセスの制限、予防強化による制度を使わない・使わせない取り組み、地域差の解消などを、都道府県を司令塔に進めようとしています。

　働くことも、健康で過ごすことも重要です。しかし、社会がそのことを強制することは間違っています。ましてや、様々な事情で働くことや健康でいることが難しい人たちも少なくなく、働ける体力があっても、働かない高齢期を選択することを望む人もたくさんいるなかで、社会が働くこと、健康でいることを強制することは、新たな排除をもたらす可能性があり、人権の侵害です。働かない選択をしても、健康な暮らしが難しくても人間らしく暮らしていくことを保障するのが社会保障の役割です。働き方の変化と称した「労働強制社会」とそれを前提とした「社会保障の削減」は、労働と社会保障の破壊行為です。

　働いても働かなくても、健康でも病気でも、誰もが人間らしく生活できる、そうした労働と社会保障、そして地域医療を実現することこそ、少子高齢化時代の課題です。

地域医療をつくる
政策と行動

1 地域医療構想と地域づくり

長友薫輝

....

はじめに—厚労省が公立・公的病院再編を名指し

　厚生労働省が、2019年9月26日に明らかにした全国424病院のリストが、波紋を広げています。このリストは、公立・公的病院のうち、再編統合の議論が必要だとして病院名を名指ししたもので、名指しされた424病院の地域では「病院がなくなるのではないか？」という住民の不安の声が報道されています（巻末資料参照）。

　10月以降、厚生労働省が各地で実施した意見交換会では、病院長や首長など自治体関係者から「あまりに地域の実情を踏まえない一方的なやり方ではないか」「もっと丁寧な議論を重ねて公表すべきだったのではないか」「病院への就職内定者の辞退など、すでに風評被害が出ている現状に対して猛省してほしい」といった批判の声が相次いでいます。

　今回の事態は、「地域医療構想」の病床削減計画の実現を急ぎ、公的医療費の抑制を進める政策が招いたものです。地域での議論をふまえるという手法ではなく、国が地方自治体に対して統合再編という一定の方向性を指示する内容といえます。しかも、その方向性を示す根拠としているデータは、客観性を装った、地域の実態を反映しないものとなっています。算出根拠が公表されていないため、自治体では反証できない非科学的なデータです。

　地域で生きるために、医療は欠かせません。地域医療はいま重要な局面に立っています。公立・公的病院と地域医療の現状、そして民間医療機関も含めた医療提供体制の再編について学び、どのように地域医療をつくっていくべきかを考える契機としたいものです。ここでは、名指しされた424病院をはじめとする公立・公的病院の再編統合など、地域医療をめぐる政策動向を整理した上で、これから必要とされる地域で医療をつくる視点を考えます。

1　地域医療構想とは

　地域医療構想は、2014年の医療介護総合確保推進法によって制度化され、2016年度中にすべての都道府県において策定された、入院できる病床数（ベッド数）を各地で管理する計画の1つです。2025年における医療供給体制のあるべき姿を描いたものが、地域医療構想です。2018年4月からスタートした第7次医療計画の一部となっています。

　地域医療構想は、機能別に病床数を管理するものです。そのために使われるのが、各医療機関が厚労省に機能別病床（現状と今後の方向）を報告する病床機能報告制度です。

　病床機能報告とは、2014年の医療介護総合確保推進法により改正された医療法改正によって定められました。一般病床と療養病床を有する病院・診療所は毎年、都道府県に対して病棟ごとに4つの医療機能区分で報告します。4つの医療機能区分とは、高度急性期、急性期、回復期、慢性期です。このうち最も診療密度が高いものは、高度急性期です。

　地域医療構想は、構想区域ごとに4つの医療機能別の2025年医療需要と必要病床数を推計し定められました。地域医療構想を策定した都道府県は、厚労省から提供されたデータとソフトを使用し推計を行いました。なお、この推計がどのように算出されるのかという重要な根

拠は公表されていません（分析については、Ⅱ部－2の塩見氏執筆部分を
参照）。

　2次医療圏を基本とした構想区域ごとに、地域医療構想調整会議
が置かれています。都道府県は毎年度、地域医療構想調整会議で合
意した具体的方針をとりまとめることとなっています。その内容は、
2025年を見据えた構想区域において担うべき医療機関としての役割と、
2025年に持つべき医療機能ごとの病床数を含みます。

　こうした政策のもとで、地域医療構想で示した必要病床数の実現に
向けて各地で病院の再編統合、ダウンサイジング、機能転換等が求め
られているのが現状です。そのために地域医療介護総合確保基金の活
用だけでなく、新たに予算措置も講じられています。

　地域医療構想は第Ⅰ章で述べられた通り、医療制度の供給体制再編
策の1つとして登場しました。2018年4月からスタートした第3期医
療費適正化計画（6年間）とも連動し、地域差の縮小などを手段にした
新たな公的医療費抑制の仕掛けとなっています。さらに、同じく2018
年4月に始まった国民健康保険の都道府県単位化とも連動しています。

　地域医療構想は、単に各地で入院できる病床数をコントロールする
という話にとどまりません。地域医療構想は2025年までに実現すると
されており、「医師・医療従事者の働き方改革」「医師偏在対策」とと
もに「三位一体」で推進される、2040年の医療提供体制を見据えた改
革として位置づけられています。

2　地域医療構想にそった"2つの基準"

　厚生労働省が公表した「再編統合について特に議論が必要」とされ
る病院リストは、「地域医療構想に関するワーキンググループ」第24
回会議の席上で明らかにされました。それは、自治体が運営する公立
病院と日本赤十字社・済生会・厚生連などが運営する公的病院の25％

超にあたる全国424の病院（公立257、公的167）にものぼりました。

　どのように424病院がリストに挙げられたかといえば、2017年度時点で1652の公立・公的病院のうち、「病床機能報告」で高度急性期・急性期と報告した1455の公立・公的病院を対象としました。

　高度急性期・急性期と報告した1455の公立・公的病院の中から、「診療実績が特に少ない」「類似かつ近接」という2つの基準で該当するとされたのが424病院であったということになります。

　では、この基準は誰が見ても納得できる妥当なものなのか、というところが重要となります。各地で報道されている通り、リストの対象となった病院がある地域から「元となったデータの信憑性がない」「実態を反映していない」「地域のアクセス状況が理解されていない」といった声が浮上しています。

　各地で報道された声を裏付けるように、実際に2つの基準の根拠は不明瞭です。データに客観的な妥当性がなく、むしろ恣意的に操作したものと考えるのが妥当です。もちろん、政策的な手段には一定の政策意図が反映します。だからこそ、手段には客観的な事実を用いて理解を得ることが肝要となります。地域医療のことであれば、なおさらです。後述するように、地域医療構想は地域包括ケアシステムの構築とも連動していますから、地域の医療従事者のみならず、地域住民の参加や自治体とともに地域医療をつくるために必要な、客観的なデータを提示しなければなりません。

　「診療実績が少ない」「類似かつ近接」の2つの基準の根拠となるデータ分析については、後述の塩見氏執筆部分を参照してください。

3　再編は民間病院や大都市の病院にも及ぶ

　厚生労働省は名指しリストを公表した翌日（2019年9月27日）、「地域医療構想の実現に向けて」という文書を発表しました。リストは医

療機関そのものの統廃合を決めるものではなく、病院のダウンサイジングや機能分化等の方向性を機械的に決めるものでもないと述べています。その後、各地で行われた関係者との意見交換会でも、同様の説明を繰り返しています。

　福岡市で 2019 年 10 月 17 日に開催された意見交換会では、橋本岳厚生労働副大臣が「ご心配をおかけしたことを反省したい。医療機関に何かを強制するものではない」と釈明しています。

　この発言の通り、名指しリストには罰則規定や強制力はなく、権限は各地域に委ねられています。そうであるなら、地域に対して一方的に名指しリスト 424 病院を公表したことにはやはり疑問符がつくことになります。

　そのうえ、今回のリスト公表は公立・公的病院のみを対象としていましたが、今後は民間病院も対象として公表することも検討されています。2019 年 10 月 8 日の会見で、加藤厚生労働大臣は民間病院のリスト公表について「自治体の声もふまえて対応を考える」としています。

　公立・公的病院だけでなく民間病院についても、医療機関にダウンサイジングや機能分化、再編統合等を強制することのないよう、慎重な対応を求めなければなりません（民間病院に関してはのちほど触れます）。

　先に述べたように、424 病院の名指しリストには、公表に該当する条件を満たしていても、人口 100 万人以上の地域にある公立・公的病院は対象外となっています。これに該当する条件に当てはまる病院は全国に 55 病院あり、「隠れ名指し病院」とみることができます。

　公立・公的病院だけでなく、民間病院、大都市部などの「隠れ名指し病院」の存在など、今回の名指しリストはさまざまな問題を抱えていることがわかります。「今回の 424 病院の対象とはならなかったから

良かった」などと考えるのは早計です。今回の事態を「対岸の火事」としないように、名指しリストの周辺についても気を配ることが重要だと思います。

4　医師や看護師の供給抑制策にも連動

　地域医療構想は、単に入院できる病床数をコントロールするという話にとどまりません。地域医療構想は、2025年までの実現が目標とされる「医師・医療従事者の働き方改革」「医師偏在対策」とともに「三位一体」で推進され、2040年の医療提供体制を見据えた改革とされています。

　この「三位一体」の改革は、「骨太の方針2019」に位置づけられており、そこには医学部定員の減員に向けた検討を進めることも明記されています。2007年「地方再生戦略」以降、臨時枠として増やしてきた医学部定員を減らし、医師数の抑制に転じることを意図しています。こうした政策的な意図の一環として、424病院の名指しリスト公表があると理解することが必要です。

　実際に、424病院の名指しリスト公表によって、厚労省が再検証を要請した内容は「分析項目等に係る診療科の増減やそれぞれの診療科で提供する内容の変更」と「医師や医療専門職等の配置等についての検討」が想定されるとしています。

　政府の政策的な意図は、病院の再編統合、ダウンサイジング、機能転換などとともに、医師をはじめとする医療従事者の集約化にあるといえます。地域医療構想だけでなく、医師の働き方改革と医師偏在対策を連動させて、医師の配置や診療機能の検討を図るべきというものです。

　医師の長時間労働の常態化は、確かに早急に改善を図るべき問題です。ところが、公立・公的病院への再検証要請は2024年から始まる医

師の残業規制強化を手段にして、提供体制の再編を図るというねらいがあります。提供体制の再編に主眼が置かれ、医師の長時間労働への規制をするよりも、長時間労働を提供体制の再編に利用するものといえる内容です。

公的医療費抑制として、そもそも医師数をこれまで抑制し続けたために、医師数が絶対的に不足し、医師の長時間労働が常態化していることに着目すべきでしょう。

「三位一体」の改革手法の1つ、医師偏在対策は2019年度中に都道府県が策定する「医師確保計画」が中心となります。厚労省が「医師少数」と認める区域には医師を呼び込む施策です。ただ、全体としては医師増員を抑制する内容が基調となっています。

医師確保計画は厚労省が新たに設定した「医師偏在指標」にもとづいて、都道府県と2次医療圏を「医師多数」「医師少数」「多数でも少数でもない」の3つに分類します。医師少数区域は多数区域から医師を確保できますが、医師多数区域はどこからも医師を確保できません。少数区域の医師確保は、多数区域の医師減でしか実現できません。つまり、医師配置の均てん化が基本となり、医師数を増やさずに偏在の是正のみを進める計画です。

こうした「三位一体」の改革は、地域に必要な医療提供体制の充実を図るものではなく、医師の長時間労働の常態化を解消するものでもありません。公的医療費抑制のため「都道府県間の1人当たりの医療費の地域差」を解消すべく、病床の効率的再編・削減、医師配置の均てん化・抑制を進めることにあるといえます。

今回の424病院の名指しリスト公表による再検証の要請は「三位一体」の改革の一環であり、地方の医師不足や医師偏在をさらに深刻化させる可能性が高いものです。働き方改革で労働時間を規制すれば、医師需要は増加するはずです。ところが、医師偏在の是正を中心にし

た医師確保計画で、医師数増員どころか医師養成数の減少を図ろうとしています。

　地域医療構想は、各都道府県内の2次医療圏を原則とした全国339構想区域で、「必要病床数」を算出しています。この「必要病床数」は地域の病床数を管理する手段としてだけでなく、実は「医師需給推計」や「看護師需給推計」にも連動させるものです。今回の名指しリスト公表により、病院の再編統合を進めることで医師など人員体制の集約が図られ、「三位一体」の改革推進へとつなげていくねらいがあるということになります。

　地域医療構想が病床だけでなく、医療供給体制における人員体制にも連動している点などについては、第Ⅲ部－4の長尾氏執筆部分を参照してください。

5　地方の中小病院を焦点に再編

　地域医療構想をふまえた公立・公的病院の具体的対応方針は、2019年3月末時点で公立病院の95％、公的病院の98％（いずれもベット数ベース）において地域医療構想調整会議で合意がなされています。

　ただし、合意された2025年の機能別病床数についてはその内容が現状とほぼ変わらないため、今回の424病院の名指しリスト公表に至ったものといえます。

　これまでに、2007年12月に総務省より出された「公立病院改革ガイドライン」で経営効率化、経営形態の見直し、再編ネットワーク化の3点が強調され、公立病院改革プランが策定されました。また、2015年3月31日には「新・公立病院改革ガイドライン」（総務省）が出され、先の3点に加えて、「地域医療構想をふまえた役割の明確化」が新たな柱として付け加えられています。なお、同日には「地域医療構想策定ガイドライン」が発表されています。

　これらのガイドラインに従って、「新・公立病院改革プラン」が策定され、各公立病院の2025年に向けた具体的対応方針が示されたのです。

　今回の名指しリスト公表による再検証の要請は、公立病院の具体的対応方針が本当に地域医療構想との整合性があるものなのかどうか、再検証を求めるという内容です。

　また、公立病院だけでなく公的病院も同様に、地域医療構想をふまえた「公的医療機関等2025プラン」の策定を求める通知が、厚労省より2017年8月に出されています。

　こうした経緯をふまえて策定された公立・公的病院の改革プランは、地域医療構想調整会議で合意されました。ところが、2025年に向けた具体的対応方針は現行の機能別病床数とほとんど変わらないという状況となったため、今回の424病院の名指しリストの公表と再検証の要請という事態となりました。

　厚生労働省は、病床数や診療機能の縮小などを含む再編統合などを地域で検討し、名指しリストの対象となった病院には、具体的方針を2020年9月までに決めるよう求めています。強制しないとしつつも、期限は設定しています。

　なお、公表された病院の中には、再編統合などにより既に存在しない病院が複数含まれており、公表リストの杜撰さを指摘することができます。2017年のデータのみに依拠したために起きた事態であり、少なくともリストを公表する前に、各都道府県などに確認する作業があってもよかったのではないでしょうか。「一方的な公表だ」という批判は適切と思われます。

　都道府県別に見ると、各都道府県内の病院のうち対象となった病院数の割合では、新潟県（53.7%）、北海道（48.6%）、宮城県（47.5%）、山口県（46.7%）、岡山県（43.3%）の順で高くなっています。新潟県や北海道など雪の多い地域を、全国一律の基準で判断することが地域の実

情に合っているでしょうか。

　424 病院を病床規模で見てみると、約 4 分の 3 は 200 床未満の病院で 313 病院、74%。100 床未満の病院が 155 病院、36% となっています。また、人口規模別では 50 万人未満 20 万人以上の構想区域に存在する病院が 290 病院、68%、人口規模 20 万人未満の構想区域に存在する病院が 119 病院、28% となっています。

　このように、今回の名指しリストの 424 病院の特徴は、地方の中小規模の公立・公的病院がそのほとんどを占めているということになります。

　全国で最も多く病院が名指しリストに挙げられたのは北海道です。54 病院が対象となっています。その多くは各市町村で唯一の病院でもあります。こうした現状に対して、2019 年 10 月 4 日には北海道議会が地域の実情をふまえるよう求める意見書を採択しています。北海道内の各地で住み続けるには病院が必要という声が高まっています。

　今回のリストで名指しされた北海道の公立病院の 1 つ、白老町立病院では、「地域にとって病院はなくてはならないもの」という思いで、地域住民のみなさん、町立病院職員、自治体職員といった方々が地域医療づくりを進めていると報告されています。白老町をはじめ宗谷地域など、医療提供体制ではより厳しい状況にある北海道での地域医療をめぐる動向については、第Ⅲ部－2 の沢野氏執筆部分をご参照ください。

6　経済財政諮問会議と「骨太の方針 2019」

　ところで、なぜ厚生労働省は 424 病院を名指ししたリストを公表するに至ったのでしょうか。

　経済財政諮問会議の資料を見てみましょう。2019 年 4 月 10 日の会議では「地域医療構想の実現等」が冒頭に挙げられています。さらに、

同年5月31日の会議では、各地の地域医療構想調整会議で合意された公立・公的病院の具体的対応方針（先述の通り）では「地域医療構想における2025年の病床の必要量と比べて大きな開きがある」として、「全体として2025年に達成すべき病床数等に沿ったものとなっていない」と指摘しています。

　さらには公立・公的病院の具体的対応方針の内容について「民間医療機関では担えない機能に重点化され、2025年において達成すべき医療機能の再編、病床数等の適正化に沿ったものとなるよう、適切な基準を新たに設定した上で、期限を区切って見直しを求めるべき」としています。

　これを受けて同年6月21日の「骨太の方針2019」では「医療提供体制の効率化」として、公立・公的病院については上記の経済財政諮問会議とほぼ同様の文言で具体的対応方針の見直し・再検証を求め、「2019年度中」という期限を設定しています。

　こうした要請を受けて、公立・公的424病院の名指しリストの公表に至ったと考えられます。つまり、地域医療構想の実現を急かされたという背景があったと見ることができます。

　また、民間病院については、2019年5月31日の経済財政諮問会議では「病床数の削減・再編に向けた具体的な道筋を明らかにすべき」と指摘しています。「骨太の方針2019」では、民間病院についても地域医療構想調整会議での議論が進展せず、病床の機能分化・連携が進まない場合は「2020年度に実効性ある新たな都道府県知事の権限の在り方について検討し、できる限り早期に所要の措置を講ずる」としています。

　このように、今回のリスト公表は公立・公的病院の424病院にとどまらないということがわかります。424病院以外の公立・公的病院はもちろん、民間病院についても例外ではありません。地域医療構想は、

医療の供給量の調節を行う装置として、公立・公的病院や民間病院の病床転換、病床数の削減といった機能を持ち合わせているのです。

　経済財政諮問会議や骨太の方針などに記されているように、「地域医療構想の実現」を急いでいるということになります。

　ただ、ここで確認しておきたいことは、公立・公的病院が多い地域は医療費が膨らむという事実はありません。むしろ、公立病院の病床数割合が高い地域の方が医療費をコントロールできています。公的医療費抑制を主眼に公立・公的病院の供給抑制を図ることは、政策的には矛盾していることになります。

7　供給抑制策と新たな段階

　日本の医療保障は①公的医療保険における皆保険体制、②医療提供体制の2つを通じて実践されています。この2つを連動させ、都道府県に責任を持たせる新たな公的医療費抑制の仕組みが2018年度から始まっています。

　都道府県に、地域医療構想などを通じて医療提供体制の管理責任（供給量の調節）を負わせるとともに、国民健康保険の保険者として運営責任を持たせることになりました。医療費の支出目標にあわせた医療保障のあり方への転換です。都道府県は2018年度から新たに国保の保険者となっています（拙稿「公立病院と地域づくり」『いま地域医療で何が起きているのか』旬報社、2018年を参照）。

　都道府県は「地域医療構想」を策定し医療の供給量の調節を行いながら、「医療費適正化計画」において医療費水準の目標設定が求められることになります。いわば、医療費の支出目標に合わせた医療保障のあり方の追求です。

　医療や介護のニーズに応じた医療・介護提供体制の整備が必要であるにもかかわらず、費用抑制策に応じて供給量を調節し、供給量に応

じて需要（医療や介護のニーズ）を調節することを可能にするものです。公的医療保険の給付対象を狭くすることにも連動します。

　経済財政諮問会議の2019年5月31日資料では「都道府県が主体的な役割を果たすガバナンス構造の確立」と記されています。都道府県には地域医療構想を通じて、公的医療費抑制の新たな段階を担う責任を持たせていることがわかります。

　地域医療構想という政策手法の登場に至るまで、公的医療費抑制策として1980年代以降、病床再編などの供給体制の再編が進められてきました。

　「川上から川下へ」「医療から介護へ」「入院から在宅・地域へ」などの用語に象徴される内容です。「川上」の部分に該当する「地域医療構想」は2016年度末までに各都道府県で策定されました。そして、市町村には「川下」部分として「地域包括ケアシステム」構築が求められ、在宅医療・介護の体制づくりが急務となっています。なお、この「地域包括ケアシステム」の範囲は以前より拡大する傾向と見ることができます。

　供給体制再編の端緒となったのは1986年1月に出された「国立病院・療養所の再編成計画（統廃合や移譲計画）」でした（拙稿「国立病院・療養所の再編成計画がもたらした地域医療への視座」『21世紀の医療政策づくり』本の泉社、2003年を参照）。なお、その1ヵ月前、1985年12月には医療法改正によって、地域医療計画にもとづく「地域医療圏」の策定が求められています。

　この「国立病院・療養所の再編成計画」に端を発し、公的医療機関は再編を志向すべきという動きが強まっていきます。近年では、さらに国立病院・療養所の再編成計画が出され、各地で患者・地域住民、医療従事者の方々が自治体や議会とともに実態を共有し、計画への反対意思を表明し行動するといった事態となっています。

　その際に注目すべきは地域経済と医療保障という視点です。『平成22年版厚生労働白書』が述べているように、社会保障は地域経済の良い循環をつくり出し、新たな雇用を生み出すことが期待できる分野です。

　医療機関は地域にとって医療供給主体というだけでなく、地域経済の重要な拠点としても認識することが重要となります。地域医療構想などによって供給抑制を図ることは、地域経済へ影響し、地域の疲弊につながります。もちろん、地域住民の医療需要にも対応できなくなります。地域経済の良い循環をつくり出すことができる重要な拠点が公立・公的病院などの医療機関です。

　2017年12月末に出された国立徳島病院の移転・統廃合計画をめぐる地域の方々の動きは注目に値します。住民主体の署名運動の展開、市民と労働組合の連携、地元市議会や徳島県議会での意見書採択、徳島県選出のすべての国会議員からの賛同を得るといった広がりとなりました。

　国立徳島病院をめぐる動きについては、第Ⅲ部－1の井上氏執筆部分をご参照ください。

8　地域包括ケアシステムの構築と連動

　これまで述べてきたように、地域医療構想は医療供給体制の再編の象徴です。そして、地域医療構想と法的にもワンセットとなっているのが地域での医療・介護の受け皿づくりを意味する地域包括ケアシステムの構築です。

　「地域医療構想策定ガイドライン」（2015年3月31日策定）によれば、「効率的かつ質の高い医療提供体制を構築するとともに、地域包括ケアシステムを構築することを通じ、地域における医療及び介護の総合的な確保を推進するため、医療法を始めとする関係法律について所要の整備等を行うものとされ、この中で医療計画の一部として『地域医療構

想』が位置付けられるとともに、その実現を目的に『協議の場』を構想区域ごとに設置する」（一部省略）こととなった背景があります。

　したがって、地域医療構想を把握するには、地域包括ケアシステムの構築に関する内容まで理解を進める必要があります。

　地域医療構想や公立・公的病院 424 病院の公表リストといった病床削減に焦点が当たりがちです。ただ、病床削減や病床転換、機能分化を構想するだけでなく、実際には在宅医療・介護の体制づくり、各地で地域包括ケアシステムの体制づくりが喫緊の課題となっています。退院した患者・地域住民の行き先がなければ安心して暮らすことができません。

　自らが望む人生の最終段階の医療・介護等について、事前に話し合って共有する「アドバンス・ケア・プランニング（ACP）」の普及も、こうした政策的な意図が反映した体制づくりの一環として進められているように思います。

　地域包括ケアシステムを構築するためには、医療・介護従事者・地域住民・自治体職員といった方々が地域の医療保障・介護保障に関する共通認識を図り、地域の将来像を描いていくことが重要です。そのためには相当な時間を要します。そして、各地で関係者が様々な場で会議等を重ねて奮闘されているところに行われたのが、公立・公的 424 病院の名指しリスト公表でした。大きな打撃を地域に与えています。

　地域医療構想も地域包括ケアシステムもそれぞれ、地域の実情を反映したものを地域でつくり上げていくことが重要です。公立・公的 424 病院の名指しリスト公表のように、国から一方的に指示され、再編統合を強制ではないとしながら期限が設定されるような内容では、医療従事者、地域住民、地方自治体の意思や実情を反映することができません。

　2020 年 1 月 17 日に「公立・公的医療機関等の具体的対応方針の再

検証等について」（都道府県宛て厚労省通知）では、具体的対応方針の再検証を求めているのは自治体に対する「技術的助言」だとしています。ただ、技術的助言としながらも、地域医療構想調整会議において議論し合意した具体的対応方針について、再検証を要請する方針には変更ありません。

名指しリストの公表という手法については、全国の自治体63%が「不満」「やや不満」と回答しています。一方で、「妥当」「おおむね妥当」は12%にとどまっています（「共同通信」アンケート調査、2020年2月2日報道）。地域住民の不安を煽るような内容や、地域での議論や合意を尊重する姿勢が感じられない政策手法への疑問の声が、地方自治体から出されたものと理解できます。

公立・公的病院と地域医療を考える上で重要なことは、地方自治、そして住民自治の観点で地域医療構想、地域包括ケアシステムをとらえ、地域から実情を反映した中身につくり変えていくことだと思います。

今後の政策展開には、地域住民の理解と参加を得る手立てを尽くすことが必要です。そのために議論する材料として、反証できないような非科学的なデータではなく、地域の実態を把握できるデータが必要です。

地域の医療・介護の実態を把握し、地域医療構想や地域包括ケアシステムの構築をめぐる展望をどのように地域から行動し描いていくことができるのか、第Ⅲ部−3の新家氏執筆部分をご参照ください。

ここまで、公立・公的424病院の名指しリスト公表を契機として、「三位一体」の改革、地域医療構想や地域包括ケアシステムの構築の政策動向を概観しました。医療介護従事者、地域住民、自治体関係者等が地域の実態を把握し、地域から政策提言を図り行動することが重要となっています。

2 424病院リストの根拠「診療実績データの分析」の ねらいと問題点

塩見　正

....

はじめに

　厚生労働省が、公立・公的424病院を、再編統合の議論が必要だとした根拠が「診療実績データの分析」です。厚労省は、この「分析」に基づき、424病院に対し、2025年に向けた具体的対応方針の再検証を求めるとしています。424病院の公表は厳しく批判され、リストの撤回を求める声が上がりました。しかし、厚労省は、撤回するとは決して言いません。

　それは、公立・公的病院の再編統合が、2025年に向け地域医療構想を実現していく当面の最重点とされているからです。これは、さらに、医師数抑制に連動します。公立・公的病院の再編統合は、2040年を射程に置いた、地域医療構想と医師偏在対策と医療従事者の働き方改革を「三位一体」で進める提供体制改革の環でもあるからです。そして、その推進のためのツールが「診療実績データの分析」です。また、この「分析」はその役割を高度急性期、急性期と報告した民間病院についても行われ、「分析ロジックは公立・公的病院と同じ」とされています（日本医労連2019秋季闘争における交渉での答弁）。官民問わず、病床の機能再編・削減を促し、医療の提供体制改革を推進するツールが、この「分析」です。以下、その問題点を見ていきます。

1 再検証要請の根拠とされた「診療実績データの分析」の概要と問題点

(1) 診療実績の検証項目、判定の基準と方法の概要と問題

　地域医療構想を進める、公立・公的病院に期待される役割・機能への重点化を検証するのが、「診療実績データの分析」です。「地域医療構想策定ガイドライン」「新公立病院改革ガイドライン」「経済財政運営と改革の基本方針 2018」が求めてきた機能・役割に重点化されているかを、特定の診療行為の実績データの分析により検証しています。検証の対象とされた項目は、図表 2-1 の 9 領域・17 項目です。

　これらの検証項目の判定基準として、「A 診療実績が特に少ない」と「B 構想区域内に、一定数以上の診療実績を有する医療機関が 2 つ以上あり、かつ、お互いの所在地が近接している（『類似かつ近接』）」という二つが設定されています。17 の検証項目ごとに、A、B それぞ

図表 2-1　診療実績データの検証項目（領域及び分析項目）

【領　域】	【分析項目】
【が　ん】	（手　術）　肺・呼吸器　消化器(消化管／肝胆膵)　乳腺　泌尿器／生殖器 （その他）　化学療法　放射線療法
【心筋梗塞等の心血管疾患】	心筋梗塞 外科手術が必要な心疾患
【脳卒中】	脳梗塞 脳出血（くも膜下出血を含む）
【救急医療】	救急搬送等の医療　大腿骨骨折等
【小児医療】	
【周産期医療】	
【災害医療】	
【へき地医療】	
【研修・派遣機能】	

（出所　第 23 回地域医療構想に関する WG 資料より）

れの基準に該当するかどうかが判定され、複数項目がある領域は、その領域に属する項目すべてが基準に該当した場合、その領域が基準該当とされます。

そして、「A基準」は、検証項目の9領域のすべて、「B基準」は、がん・心筋梗塞・脳卒中・救急・小児・周産期の6領域のすべてが、各々の基準該当という場合に「再検証要請対象」と判定されます。これらの判定には、個別の病院や地域の事情等は一切勘案されず、基準に該当すれば機械的に再検証要請対象とされる仕組みです。

個別事情や役割、医師確保の困難などは考慮されず

今回の分析は、地域医療構想を進めたい国の目線で行われたチェックです。その評価の基準は、患者・住民が求める公立・公的病院の姿と同じではありません。公立・公的病院が患者・地域から期待され、実際に果たしている役割・機能は、厚労省が分析で取り上げた領域に限りません。例えば、神経難病など専門領域に特化した病院は、その分野でなくてはならない重要な役割を果たしています。しかし、その果たしている役割・機能が今回の分析では評価対象外であるため、こうした病院の多くが再編統合の検討対象とされました。

少子・高齢化の進む地方では、公立・公的病院に対し、国が評価対象とした領域に限らず、救急・急性期からいわゆるサブアキュートやポストアキュート、在宅医療やそのバックアップまで、幅広い領域で多機能に役割を果たすことが求められています。こうした機能・役割の確保と地域事情から、小規模でもケアミックスで急性期病床を備える必要もあります。そのためには医師・看護師など医療スタッフの確保も不可欠です。しかし、多くの地方・地域・現場で、医師確保などに様々な困難を強いられている現実があります。

国目線の限られた領域の評価のみで、地域や個別の事情や役割も、医師確保の困難なども一切勘案せず、全国一律の基準により機械的に

判定して再編統合の検討対象と決めつけ、一方的に病院名を公表した手法は、不当かつ乱暴極まりないものです。

　また、地域で協議・合意した方針について、国が勝手に決めた基準で一方的に期限を切って見直しを求め、見直しの原則的な方向（再編統合・機能移転・病床減）まで決めつけるのは、地方や地域の自治や主権を軽視し蔑ろにするものです。

(2)　「A 診療実績が特に少ない」の基準の概要と問題

　「A 診療実績が特に少ない」については、病院を所在地の人口規模で「100万人以上」「50万人以上100万人未満」「20万人以上50万人未満」「10万人以上20万人未満」「10万人未満」の５つに区分したうえで、人口区分ごとに、各項目の診療実績が一定水準に満たない場合を「特に診療実績が少ない」とするとしています。その基準は、「横断的に相対的な基準を設定」し、「人口区分によらず、下位33.3パーセンタイル値」としています（データを小さい順に並べ、ある値がP％目に当たるとき、その値をPパーセンタイルと言います。Pパーセンタイルの位置は、データの数をnとすると、$[(n+1)P/100]$で与えられます）。

　「A 基準」は地方の中小病院のほとんどが該当

　「A 基準」の計算方法について、参考資料の隅に小さく掲げるだけで、意味や影響等をまともに説明もせず、しかも表向きは実際の計算方法と異なる説明だけというのは、真意の隠ぺいであり事実の改ざんです。と言うのも、「診療実績が特に少ない」の基準値の実際の算出方法が、表向きの説明と違うのです。

　「A 基準」は、所在地の人口規模で病院をグループ分けし、「横断的に相対的な基準を設定」し、その基準は「人口区分によらず、下位33.3パーセンタイル値」です。この基準は、人口規模別に病院をグルーピングし、どの検証項目についても、人口区分に関わりなく、下位３分の１を基準該当とするかに見えます。

ところが、実際に基準該当とされた割合は、人口区分や項目ごとに全く異なり、しかも、人口が少ないほど、該当割合は高くなっています。人口区分10万人未満では、心疾患・脳卒中・小児医療で9割以上が基準該当です。これ自体、驚きですが、問題は「特に少ない」と判定する基準を決め、その基準で判定した結果、9割が「特に少ない」と判定されたならば、その判定基準はそもそも「特に少ない」の基準として不適切である、ということです。そのような基準に基づく判定は、白紙撤回すべきです。

基準値の算出で表向き説明のないデータ数の操作が行われている

では何故、横断的に相対的な「下位33.3パーセンタイル値」を基準としながら、判定結果では9割も基準該当となっているのかということが問題になります。

その答えが、基準に関する表向きの説明と、実際の基準値の算出方法が異なるところにあります。病院名を公表した第24回「WG」の資料をご参照ください（厚労省ホームページ https://www.mhlw.go.jp/content/10800000/000551025.pdf）。

この資料1のp4「診療実績データの分析における『特に診療実績が少ない』基準の設定について」というスライドで「A基準」の設定が説明されています。これが、表向きの説明です。さらにページを繰ると、「人口区分別の診療実績の分布」と題したスライドが、5枚示されています（p7～p11）。その1枚目に「各診療項目の医療機関の実績の分布を参考に下記の通り示す」と、これらが「A基準」の参考資料であることが示されています。そして、1枚目の欄外、脚注に9割の病院が「特に少ない」と判定された原因が記されています。

その原因とは、「診療実績がある医療機関のみのパーセンタイル値で判断する」「パーセンタイルは公立・公的医療機関等のうち、診療実績が『1』以上の医療機関で算出した」という、パーセンタイルの計算方

図表2-2　人口区分／検証領域別再検証対象病院「A 基準」該当割合

人口規模別の区分	区分1 (100万以上)	区分2 (50万以上 100万未満)	区分3 (20万以上 50万未満)	区分4 (10万以上 20万未満)	区分5 (10万未満)
当該区分　構想区域数	25 区域	55 区域	102 区域	77 区域	80 区域
医療機関数	259	349	470	224	153
【が　ん】	50.7%	56.3%	64.2%	69.1%	74.6%
【心筋梗塞などの心疾患】	60.4%	67.8%	75.4%	83.5%	89.5%
【脳卒中】	68.4%	71.8%	78.2%	83.5%	93.0%
【救急医療】	37.1%	39.3%	41.4%	45.5%	45.4%
【小児医療】	60.6%	68.2%	75.1%	80.8%	90.2%
【周産期医療】	65.1%	68.8%	75.9%	82.4%	81.0%
平　　均	57.0%	62.0%	68.4%	74.1%	79.0%

（出所　第 24 回地域医療構想に関する WG 参考資料 3 より作成）

法です。

　つまり、対象とするデータの 100 分位の位置（「33.3 パーセンタイル」）を計算する際に、母数となるデータ数（人口区分でグルーピングした病院数）の一部（実績「1」以上）だけ取り出してパーセンタイルを計算しているのです。これは、基準の設定に関する表向きの説明では一言も触れられていない、しかし、計算の結果が大きく変わる重大な違いです。

　「はなから地方切り捨て」の基準値を算出する計算方法

　実績「1」以上で計算し、母数から実績「0」を除くということは、検証項目にかかわる診療実績「0」＝即「基準該当」ということです。これはあまりにも乱暴です。「診療実績データが無くとも、地域の医療需要が無いわけではない。医師数さえ確保できれば、医療需要に見合った医療体制は構築でき、診療実績が作れる」（全国市長会第 5 回地域医療確保対策会議）という声が地方から上がっています。この基準は、地方の中小病院ほど、医師確保に苦労を強いられている実態を何一つ考慮していません。

　しかも、この母数の違いについて、表向き何の説明もないのが問題です。人口が少ない区分ほど「A 基準」該当の割合が高いのは、この実績「0」を除く計算方法だからです。この計算方法自体が、医師確保に困難をかかえる地方の中小病院の切り捨てを意味します。

　表向き基準は33.3パーセンタイルを大きく掲げ、実際は9割が基準該当。その基準値算出の方法は参考資料欄外に小さく掲げ、人口区分と検証項目で異なる判定基準も、実際の判定割合も明示しない。これらは、地方の中小病院を淘汰・再編する意図を隠す、実に姑息で周到かつ巧妙な目晦ましの手口に見えます。そして、基準値算出の具体的なプロセスも不明なまま、判定結果だけは押し付けています。

「分析」は受療権保障を担う公立・公的病院の整備に関する判断基準にそぐわない

　今回、分析対象とされた検証項目は、専門性が高く、それだけに、その診療領域を担う専門医の確保は容易ではありません。しかも、少子・高齢化と人口減少の進む地方ではなおさらのことです。しかし、高齢化の進む地域だからこそ、検証項目とされた心疾患や脳卒中に対応できる診療体制の確保が求められます。人口減少が進み、民間で採算が厳しい地域であればなおさら、公立・公的病院がその役割を担うことが求められます。どこに住んでも、だれもが等しく、必要とする医療が受けられるよう保障するのは、公立・公的病院の最も重要な役割の一つです。

　そう考えると、診療実績のみ全国一律の基準で機械的に判定し、基準該当なら再編統合とする再検証の仕組みは、将来に向け公立・公的病院をどう整備するのかという政策判断の基準には全くそぐわないと言うべきです。必要充足を原則とする権利としての医療保障や、受療権の平等を保障するのが公立・公的病院の役割です。このことを基準に地域から、公立・公的病院の将来の在り方について議論を積み上げ

ることこそ求められます。

　いずれにしろ、この「A基準」は、フルスペックの診療機能を備えることが難しい人口の少ない地方の中小病院は、初めから再編統合対象にしようという「結論ありき」の判定基準と断ぜざるを得ないものです。この様な地方切り捨ては言語道断であり白紙撤回するべきです。

(3)　「B 類似かつ近接」の基準の概要と問題

①基準の概要

　「B基準」の「類似かつ近接」は、「類似」「近接」それぞれに基準が設定されています。

「類似の実績」

　構想区域内の診療実績上位50%以内に入っている病院を「上位グループ」とし、上位グループの中で最低位の病院の実績と、下位グループのうち最高位の病院の実績とを比較し、上位と下位で明らかに差がある場合は「集約型」、一定の差がない場合は「横並び型」とされます。そして、「集約型」も「横並び型」も下位グループの病院は「類似の実績」とされます。「横並び型」の場合、上位グループに入っている病院でも、下位グループ最上位と1.5倍の差がない場合は「類似の実績」とされます。

「所在地が近接」

　「自動車での移動時間が20分以内の距離」が「近接」の定義です。移動時間は、「国土交通省総合交通分析システム」を使って、有料道路が存在する場合は有料道路を利用する「道路モード」で法定速度での計算。「20分以内」の根拠は、「平成30年版救急救助の現況」で救急要請から病院収容まで平均約40分、最も近い病院まで20分以上かかる「ア病院」の機能を廃止すると、「ア病院」から20分以内でも、一部は最も近い病院まで40分以上かかり平均時間を超過、などを踏まえたとしています。

②診療実績「下位グループ」はのきなみ再編対象とする

中小病院つぶしの基準

「B基準」の「類似」では、区域内の診療実績のシェアに着目していますが、この基準は、より大規模を指向し、中小を淘汰する基準で、地域の実情などは全く無視です。「集約型」「横並び型」のいずれでも、シェア「下位」はのきなみ「類似」の基準該当です。

また、区域内で医療需給が完結しているかどうかは、何ら勘案されません。区域内での必要な医療の供給と、個別病院の区域内で占めるシェアは無関係です。たとえ占有率の高い病院に地域の医療資源を集約しても、もともと医療資源の乏しい地域なら、それのみでは供給不足が解消できないのは自明です。この場合、必要なのは再編ではなく供給量の底上げです。区域内でシェア下位の病院であっても、区域内の需給が完結していなければ、その病院の規模・機能の拡充・強化を検討すべき場合もあるはずです。地域の実態や全体の需給バランスや完結率などをいっさい勘案しないのは、この基準の欠陥です。

地域の需給バランスが、シェア下位の病院を含めた全体で支えられている実態も無視しています。シェア下位の病院を再編統合し、シェア上位の病院にすべてが集中すれば、そちらがパンクする可能性もあります。再編統合と同時にダウンサイジングが進められれば、なおさらです。この基準でやみくもに再編統合を進めるなら、地域医療全体を崩壊の危機にさらすことにもなりかねません。

身近で必要な医療が受けられる体制整備の視点なし

—厚労省の「代替可能性」

厚労省が考える基準でいくと、地元で十分受けられず、隣町で受診しなければならない診療領域は、充実するどころか、地域から消えてなくなりかねません。

厚労省は、「A基準」「B基準」のいずれか1つでも該当すれば、そ

の診療領域は「代替可能性がある」としています（第22回「WG」2019.6.21「具体的対応方針の検証」）。この「代替可能性」のある領域は、再編統合に向けた「再検証対象」です。さらに、この「代替可能性」について、厚労省は次のような考えを示しています。

　曰く―厚労省の分析で、ある診療領域が「A基準」に該当し、同じ区域内にその診療を担う病院がない場合でも、患者の流出入や隣接区域の病院の実績を踏まえて代替可能性を検討すればよいので、都道府県には「代替可能性がある」と評価の結果を示す―。つまり、国基準に照らし実績が少ない領域は、区域内での医療の完結にこだわらず、その機能を備えた隣接区域にある病院との再編を検討すればよい、ということです。これは、「類似」の基準において、完結率は度外視し、シェアにのみ注目していることに通底します。

　厚労省は、地域医療構想の実現に向け、診療実績に着目し、「必要な医療を、質が高く効率的な形で不足なく提供」するという視点が重要だとしています（「具体的対応方針の検証に向けた議論の整理（たたき台）」）。その「効率的な形」の正体が鮮明に表れているのが、この「代替可能性」の考え方です。診療実績の分析を根拠に進める再検証に、身近で必要な医療が受けられる体制を整備しようという視点も姿勢も皆無です。この基準では、提供体制の脆弱な地域ほど地域医療は後退し、解体にまでつながりかねません。

　③アクセスの悪化する将来像を押し付ける地域医療「後退」構想

　「B基準」の「近接」は、「自動車での移動時間20分」が基準です。この基準で再編統合が進められれば、通院や救急など、患者・住民の医療機関へのアクセスは後退しかありません。しかも「類似かつ近接」と括っています。同じ機能の病院が自動車で20分で行けるところにあれば、その地域に病院は無くても良い、と厚労省は言っているわけです。この移動時間は、地方の一般道なら10〜15kmほど、高速道路も

使えば20〜30kmほども、今より遠い距離です。今より遠いということは、場合によっては、病院まで1時間近くかけて、40〜50kmも遠くまで行かないと、必要な医療が受けられないケースもあり得ます。

　そして、これが厚労省の言う「目指すべき医療提供体制」である地域医療構想を実現していくということです。その意味では、こうした基準が示され、地域医療構想が単なる病床削減ではなく、患者・住民の命の拠所である地域医療の後退など1ミリも厭わない再編構想であることが、より鮮明になったとも言えます。

　病院までの距離は伸び、患者・住民の命は縮み、「町こわし」が進む

　救急搬送の時間は平均12分です。仮に平均時間で搬送できていた病院がこの基準で再編された場合、搬送時間はプラス20分で32分と約2.7倍に伸びます。自動車での移動は、地域によっては積雪などに相当影響されます。高齢者の免許返上が言われるなか、「自動車での移動時間」を基準とすること自体そもそも不適切です。「20分」は高速道路も含むので、利用料負担も生じます。患者・住民の命を縮め、暮らしを脅かす基準です。

　また、厚労省は、今回の診療実績データの分析で「類似かつ近接」の基準に該当したうち、人口100万人以上の区域の病院は、再検証要請対象から外すとしています。「医療提供体制や競合状況等の状況が複雑」で「別に整理が必要」なので「今後、必要な検討を行う」とし、今回は要請しないとします。地方には、再編統合をスケジュールありきで押し付け、都市部はそのままという政策は、まさに「地方切り捨て」です。

　民間では採算の取れない人口減少が進む地方だからこそ、公的責任で医療を保障することが必要とされます。また、人口流出や過疎化が進む地方では、病院が雇用や地域経済に大きな比重を占めます。そもそも、医療がなければ人の住めない地域になります。地方切り捨て「町

こわし」につながる地方の中小病院つぶしは許されません。

⑷　「データに基づく」という地域医療構想に対し消えない疑念

　医療需要の推計に用いる受療率はブラックボックスの中

　地域医療構想の将来の医療需要は、［当該構想区域の 2013 年度の性・年齢階級別の入院受療率］×［当該構想区域の 2025 年の性・年齢階級別推計人口］で計算するとされています（地域医療構想策定ガイドライン）。しかし、地域医療構想を策定した都道府県は、厚労省から提供されたデータ・セットと推計ソフトを使って、この推計を行っています。したがって、都道府県は、推計の結果を示すことはできても、その基の受療率はブラックボックスの中で分からないと言います。

　そこで、私たちは、日本医労連の対政府交渉等を通じて受療率の公表を求めてきました。ところが、直近でも厚労省は、「受療率は中間生成物なので示すことができない」「数字をたどれば個人の診療内容に行きつく可能性が否定できないので、個人情報保護の観点から公表できない」と、情報公開を拒否しています（日本医労連 2019 秋季闘争対政府交渉）。

　厚労省がデータを公表しない理由は、理由にならない

　しかし、「ガイドライン」で示した推計方法に用いるデータを「中間生成物」だから公表できないなど理由になるはずがありません。仮に、推計ソフトのプログラム上の「中間生成物」だと言うなら、データを抽出できるよう、プログラムに修正を加えれば良いだけの話です。個人情報の問題も、「患者調査」の性・年齢階級別受療率は、データの少ないものは「＊」で示し、政府統計のデータベースにアップされています。政策決定に用いるデータは公表するのが当然です。

　「供給が需要を生む」と言われる医療では、地域間の提供体制格差が、地域住民の受療率格差となって現れます（詳しくは、後述「京都の取り組み」130 ページをご参照ください）。「診療実績データの分析」でとり

あげたような、重要な診療領域の地域間格差を可視化し、その格差解消をはかることこそ、国と自治体の責務です。厚労省が受療率の公表を拒むのは、こうした批判の広がりを避けたいからではないでしょうか。

「診療実績データの分析」でも基準値などは示さず
結果だけを押し付けている

そして、今回の再検証要請にかかわる分析でも、424 病院の公表と同時に、「どのデータに基づくものか」という疑問が噴出しました。本稿で示したとおり、「A 基準」では、表向きの説明とは異なる方法で基準値が算出され、その具体的な基準値等は明示されず、結果だけが押し付けられています。「B 基準」でも、「類似」とする区域内の診療実績の基準値や、「近接」と判定する対象の病院や、具体的な移動時間などは明示されず、やはり結果だけが押し付けられています。

「データに基づく」と言いながら、そのデータが恣意的に操作・加工されている、あるいは、データが公表されず、客観性や信ぴょう性が検証できない、と言った状況では、厚生行政に対する国民の信頼は決して得られないと思います。

2 「診療実績データの分析」と「再検証要請」の民間への影響

424 病院公表への反発から、厚労省は、再検証の要請通知をすぐには出せませんでした。しかし、「第 3 回地域医療に関する国と地方の協議の場」（2019.12.24）で、地方側の一定の理解が得られたとして、2020 年の年明け早い段階で通知を出すとしました。また、この発出と同時に、民間病院のデータも都道府県に提供するとしています。本稿の最後に、国と地方の協議の経緯と、民間への影響について若干、検討しておきたいと思います。

(1)　地方の批判封じに乗じた「リストラ支援金」創設
地方側の批判と不信を封じた「アメ」の提示

　424病院公表を地方三団体は、厳しく批判してきました。地方側の批判は、国の物差しで一方的に判定し病院名を公表した、分析方法や自治をふみにじる進め方への根本的な批判と不信でした。第3回「協議の場」でも国側は、この根本的な批判と不信には何ら応えないまま再検証要請の方針を示し、期限のみ「改めて通知する」と修正するにとどめました。

　それにも関わらず「地方側の一定の理解が得られた」というのは、全国知事会の「要望」に国側が満額回答を示したからです。知事会は、国に対し、「民間病院のデータ公表」「地域医療構想実現に向けた国費による支援」「公立病院への財政支援」「医師偏在是正策と抜本的財政支援」を要望していました。再検証をすすめたい国側から、この要望に応える形で財政支援という「アメ」が提示されたのです。しかし、これは「毒饅頭」の類です。

地域医療「リストラ」構想の本性をさらけ出した「リストラ支援金」創設

　厚労省の「支援」は、再編統合・ダウンサイジングが大前提です。総務省の「特別交付税措置の創設」も、「令和3年度以降の更なる公立病院の改革のプランの策定」が要件です。特に、厚労省の「総合確保基金」と「新たなダウンサイジング支援」を組み合わせて、地域医療構想を加速するという施策は、まるで「リストラ支援金」です。病院・病床の再編統合に伴う建物・設備の新築・改築・解体・廃棄から、債務整理や人員整理に伴う費用まで支援します。これにより推進を加速する地域医療構想とは、まさに「地域医療リストラ構想」であることを示しています。「リストラ支援金」は白紙に戻し、財源はマンパワー確保に全額振り向けるべきです。

　同時に、このような「アメ」を唯々諾々と受け入れることは、現場

の不安や切実な声に合致するものなのか、地方団体の姿勢も改めて問われるべきです。

(2) 民間医療機関への影響、地域医療解体が加速することへの懸念

民間データ公表は政府・財界の方針、ねらいは提供体制再編の加速

民間データの公表は、知事会の要望に国が応えたかの設えです。しかし、これは、国と知事会の間でのマッチポンプです。第3回「協議の場」で地方側に示された、民間データ公表に関する大臣発言録は、第13回経済財政諮問会議のものです。

この会議では、財界代表の有識者議員が、地域医療の再編議論を促すよう民間データの公表を求めてきました。「新経済・財政再生計画工程表2019」には、民間病院にも地域医療構想の実現に沿った対応方針の策定を求め、実効性ある知事権限を措置すると書かれています。民間データの公表は、財界が求めてきた「医療制度構造改革」の総仕上げに向けた布石です。厚労省が用意した「リストラ支援金」は民間も対象で、地方団体対策の装いで創設されたこの財政措置が、民間を含む地域医療の解体を加速させることが懸念されます。

国目線の検証・判定で結果だけ地域に押し付け、責任は持たない国の欺瞞

厚労省は、424病院公表への猛反発に学習し、民間データの公表は都道府県知事の判断にゆだねるとしています。検証項目や基準や判定はすべて国が握り、結果だけを地域と現場に押し付け、仮に都道府県が公表し大混乱が生じても国は責任を負わないということです。

地方側は、この国の無責任を容認すべきでないと思います。今回の424病院名の公表で、その分析自体の不合理さ、理不尽さは方々から批判されています。地域や現場レベルの批判、不信に何一つ答えることなく、さらに民間データまで公開すれば、よりいっそう不安や混乱を広げるだけです。都道府県には、何より慎重な判断が求められます。

第 Ⅲ 部

地域医療の現場

1　難病医療の拠点・国立徳島病院を守る
―住民運動の目標と戦略戦術、組合の政策提言にふれて―

井上　純

はじめに

　都道府県が策定した「地域医療構想」の達成に向けて、入院ベッド削減と病院統廃合計画が進められています。徳島県では、2017年12月末、独立行政法人国立病院機構が、2022年度を目標に、徳島県内2つの国立病院（徳島病院、東徳島医療センター）を1つに統合する計画を突然発表しました。この計画は、国立徳島病院を事実上廃止する計画にもかかわらず、国立病院機構は、患者と家族、病院職員、地域住民や地元自治体への事前相談を行うこともなく、既に決定済みの計画として院内掲示しました。しかも、両病院の合計病床数630床を154床も削減する計画でした。

　この計画に対して、住民は国立徳島病院の存続を求める運動を展開し、2019年春には情勢に変化を生み出しました。運動の特徴は、住民主体の署名運動にあります。徳島病院の地元・吉野川市では、人口の130%を超える病院存続署名5万7202筆を集め、徳島県選出の全ての国会議員から徳島病院存続に賛同を得ました。2019年3月には、徳島県議会と県内全市町村議会で、国立病院の存続と充実を求める決議・請願・意見書が採択されました。この地元の民意を背景に、2019年3月、全日本国立医療労働組合は、国立病院機構との団体交渉で「（徳島病院の存続を）いったん立ち止まって考え直す」という趣旨の回答を引

き出しました。そして、2019 年 6 月 5 日、衆議院厚生労働委員会にお
いて、阿部知子議員の質問の答弁に立った楠岡英雄理事長（国立病院
機構）は、「地元自治体や関係者からご意見を戴いており、院内掲示を
一旦撤去することとします。院内掲示で混乱を招いたことについては
申し訳なく思っております」と、それまでの強行姿勢を謝罪しました。

　国立病院の統廃合を止める闘いは極めて困難であり、「移転・統廃合
計画が公表された場合、計画の凍結や撤回の前例は無い」と言われて
きました。国会に理事長を出席させ、職員と患者・地域住民を恫喝し
てきた院内掲示物を撤去させ、謝罪答弁をさせたことは、画期的なこ
とです。この運動の原動力は、市民と労働組合が連携した住民運動で
あり、その目標を実現するための「戦略と戦術」にあることは間違い
ありません。

　しかし、病院の統廃合計画そのものは撤回されていません。さらな
る住民運動が必要となります。

　徳島県では、地元自治体と連携した新たな戦略をたてています。そ
の 1 つは、災害医療の必要性を世論化することです。そして、新たな
戦略へのチャレンジとして、公立・公的病院や医療福祉産業の雇用創
出・経済波及効果を検証し、経済活動から地域医療の重要性を立証す
ることをめざしています。2019 年 12 月、吉野川市議会本会議で市の
産業経済部長は「徳島病院の雇用経済面での波及効果の検証を市民と
共に調査研究を行う」と答弁しました。医療費への公費投入は "ムダ
金" ではなく、住民の暮らしを支えていることを自治体が認識し、医
療関係者や市民に分かりやすい形で提案できれば、公立・公的病院の
統廃合を許さない運動と世論を強く大きくできると考えています。

1　徳島県の地域医療構想と 2 つの国立病院

　2015 年 11 月、徳島県は 2025 年時点で必要な県内の病床数を 2014 年

図表 3 - 1 - 1　徳島県の地域医療構想「2025 年の必要病床数」

医療機能	2025 年の必要病床数 (A)	2014 年の病床機能報告 (B)	(A) − (B)	増減率
高度急性期	718	1,514	▲ 796	▲ 52.6%
急　性　期	2,393	3,667	▲ 1,274	▲ 34.7%
回　復　期	3,003	1,690	1,313	77.7%
慢　性　期	2,880	5,285	▲ 2,405	▲ 45.5%
計	8,994	12,156	▲ 3,162	▲ 26.0%

（出所　徳島県地域医療構想より）

　より 3162 床少ない 8994 床（26% 減）とする推計（図表 3 - 1 - 1 参照）
を発表しました。徳島県の人口 10 万人当たりの病床数は全国 5 位の
2182 床です。1 位は高知県（2698 床）、2 位鹿児島県（2386 床）、3 位熊
本県（2237 床）、4 位長崎県（2196 床）に次ぐ多さです。

　人口 1000 人当たりの医師数では、京都に次いで全国 2 位です。徳島
大学医学部は、四国で唯一の県立医学専門学校として 1943 年に設立さ
れ、1948 年には徳島医科大学となっています。四国の医科大学は、愛
媛県 1973 年、高知県 1976 年、香川県 1978 年にそれぞれ設立されてい
ますので、徳島県はそれよりも 25 年以上の医師養成の歴史が長く、人
口あたりの病院・診療所数は全国トップを誇る地域性をもっています。

　しかし、医師・病床・病院・診療所は、徳島市に集中しています。徳
島県の 2 次医療圏は、東部・南部・西部の 3 圏域に分けられ、東部に
は、徳島市・吉野川市（徳島病院）と板野郡（東徳島医療センター）が
含まれ、病床数は 72% を占めているのが特徴です（図表 3 - 1 - 2、3 -
1 - 3 参照）。吉野川市に立地する徳島病院は、病床数の少ない西部に隣
接していることもあり、西部地域から多くの住民が利用しています。

　国立徳島病院は、四国で唯一の筋ジス医療施設・神経筋疾患の基幹
施設・難病医療の拠点として難病患者と家族の拠り所となってきまし
た。2013 年 9 月には、新病棟と総合リハビリテーションセンターを開

図表 3-1-2　徳島県二次医療圏別・医療機能別の病床数比較

2018 年度の病床機能報告数	東部	南部	西部	合計
高度急性期	538	405	10	953
急　性　期	2,811	643	342	3,796
回　復　期	1,487	298	257	2,042
慢　性　期	3,644	717	635	4,996
合　計	8,480 (72.0％)	2,063 (17.5％)	1,244 (10.5％)	11,787

（出所　徳島県地域医療構想調整会議資料より）

図表 3-1-3　徳島県の地域医療構想における二次医療圏

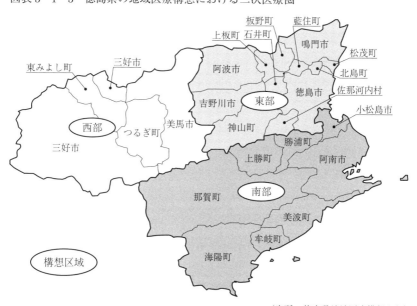

（出所　徳島県地域医療構想より）

設し、同時に徳島県災害医療支援病院に指定されています。

　とくしま難病支援ネットワークの近藤宏会長は、「難病患者は、一生涯難病と向き合って生活しなければなりません。地域で生活する患者と家族の日常生活相談や支援、就労支援、患者団体の育成など、患

者の立場で対応できる専門的な施設が不可欠です。徳島県立鴨島支援学校と共に歩んできた徳島病院を移転・廃止することは難病患者と家族にとって、生きる糧を失うに等しいものです」と、病院存続の必要性を訴えています。

また、地元自治体の故・川真田哲哉吉野川市長は、国立病院機構理事長へ提出した「徳島病院存続要望書（2018年4月23日付）」の中で次のように述べています。

吉野川市長の「徳島病院存続要望書（2018年4月23日付）」

国立病院機構徳島病院は、傷痍軍人療養所から昭和20年12月に国立徳島療養所として発足し、現在、入院病床300床を運営されるとともに、四国で唯一の筋ジストロフィー医療施設であり、神経・筋疾患の基幹施設であると同時に徳島県難病医療ネットワーク事業における拠点施設として、難病医療の支援体制を担い、先駆的な研究や実践を行ってこられました。また、南海トラフ巨大地震や活断層直下型地震などの大規模災害に対応する医療機能を強化するため、国の制度である「災害拠点病院」を支援・補完する役割を担う「災害医療支援病院」として平成25年に徳島県から指定され、平時はもとより災害時におきましても、その役割が大いに期待されているところです。吉野川市にとりましては、こうした機能を担う中核的な医療機関が地域にあることは、市民が生活する上での安心・安全につながっているとともに、重要な雇用の場にもなっています。〜中略〜

人口減少社会が進行する中で、地方創生に向けた様々な取組を進めており、ロボットリハビリやスポーツ整形などの徳島病院の機能と、市が平成31年度の完成を目指して新たに整備するアリーナや交流センターとの連携を模索するなど、今後におきましても地域活性化の進展に向けて、共に協力を図って参りたいと考えていたところです。

（同要望書より抜粋）

移転・統合先の国立東徳島医療センター（330床）は、結核医療の拠

点、重症心身障がいの専門医療施設、地域包括ケア 60 病床、循環器疾患・腎疾患の一般医療を担い、徳島県災害医療支援病院としての役割を果たしてきました。これら安全かつ信頼される良質の医療を提供し、地域住民や地元自治体から信頼されています。東徳島医療センターの地元の板野町議会は、2018 年 12 月議会で「東徳島医療センターの充実・強化を求める意見書」を採択し、周辺の 4 町議会では、徳島病院と東徳島医療センター両方の存続を求める意見書を採択しました。

2　政策医療を担う 2 つの国立病院

　国立病院機構は、徳島県の二次医療圏「東部構想区域」に所在する 2 つの国立病院を統合する主な目的として、次の 5 点をあげています。
　①限られた医療資源を有効活用するための効率的かつ効果的な体制の検討
　　※全て稼働していない病床　東徳島医療センター（1 病棟 54 床）
　　※病床利用率（H28 年度）　東徳島医療センター 83.7%
　　　　　　　　　　　　　　　徳島病院　　　　　　79.8%
　②患者の療養生活を支える在宅医療等の提供体制整備の検討
　③医師をはじめとする医療従事者の確保と養成
　④赤字経営の改善
　⑤老朽化施設の整備
　国立病院機構が示す機能統合とは、事実上の徳島病院廃止計画を意味します。国立病院機構が指摘する「老朽化施設の整備」とは、2 つの病院の外来施設と管理棟の老朽化を示していますが、病棟については、徳島病院は 2013 年に総事業費 16 億 1000 万円で新築し、東徳島医療センターは 2010 年に新築を完了させています。今後も徳島県で政策医療を担い続けていく必要性が認識されていたからこそ、2 つの病院の病棟整備が行われていたはずです。

図表3-1-4　国立徳島病院を移転し病院統合後の機能別病床規模154床
　　　　　　削減する計画

東徳島医療センターと徳島病院の機能再編案について
～将来あるべき医療提供体制の構築に向けて～

対応方針（病床数の適正化）

◇今後、徳島病院の入院患者・家族等への希望調査等を踏まえ、最終的な病床数を決定

		機能統合後 （病床数のイメージ）		機能統合前		
				東徳島医療センター		徳島病院
機能別病床規模	急性期	40床　一般	急性期	40床　一般	慢性期	60床　一般
	回復期	60床　地域包括ケア	回復期	60床　地域包括ケア		
	慢性期	156床　重症心身障害 ※ポストNICU12床を含む	慢性期	156床　重症心身障害		
		200床　神経・筋難病			慢性期	240床　神経・筋難病 ※ポストNICU8床を含む
	結核	20床	結核	20床		
	計	476床（医療法476床）	計	276床（医療法330床）	計	300床（医療法300床）
診療科		内科、呼吸器内科、循環器内科、消化器内科、神経内科、外科、呼吸器外科、整形外科、小児科、泌尿器科、眼科、リハビリテーション科、放射線科、麻酔科、歯科		内科、呼吸器内科、消化器科、循環器科、小児科、外科、整形外科、呼吸器外科、泌尿器科、リハビリテーション科、放射線科、麻酔科		内科、神経内科、呼吸器科、消化器内科、小児科、外科、整形外科、眼科、リハビリテーション科、放射線科、麻酔科、歯科
		計　15科		計　12科		計　12科

注1　両院の慢性期病床は、主に重症心身障害（東徳島医療センター）、神経・筋難病（徳島病院）を対象とした病床

注2　診療科名（下線）は、「広告可能な診療科名の改正について（平成20年3月厚生労働省医政局通知）」により変更

（出所　独立行政法人国立病院機構資料より）

　徳島病院は、四国で唯一の筋ジストロフィー専門病院として信頼され、四国4県からはもちろん、関西地方からも患者が集まっています。神経・筋疾患の総合リハビリの機能は日本有数と高い評価を受けています。難病医療拠点病院として、筋委縮性側索硬化症（ALS）、パーキンソン病、脊髄小脳変性症等の治療、神経難病療養相談室を設置し、保健所における神経難病の相談等の活動も積極的に行っています。神

経・筋疾患分野に関する病因の解明、早期診断及び治療法の開発等を目的とした、遺伝子診断や遺伝子診断カウンセリング等の検査も行っています。また、在宅人工呼吸器装着は増加傾向にあり、筋ジスや ALS の患者と家族が、在宅生活を行うためには不可欠な存在となっています。徳島病院が吉野川市にあるからこそ、難病患者にとってこの地域が「終の棲家」として選ばれてきました。

　東徳島医療センターは、重症心身障害児（者）医療の病棟を 3 棟 156 床持つ専門病院です。重症心身障害とは、重度の肢体不自由と知的障害を合併している患者です。在宅の重症心身障害児（者）の短期入所も可能です。重症心身障害児（者）は、常時介護や医療的ケアが必要なため、在宅医療を行う家族の負担は大きく、家族の負担を和らげ、休息（レスパイト）をとることで在宅療養が可能となります。在宅療養と日常生活を支えているのが、各病棟の医師・看護師・保育士・児童指導員・セラピスト等の専門チームです。また、東徳島医療センターは、板野郡内（5 町）で唯一の公的病院として、広域的に糖尿病治療や県下全域の結核治療を担っています。2019 年 5 月には「徳島 DMAT 指定病院」に指定されました。

　このように、徳島病院と東徳島医療センターは、それぞれ専門性をもって、長年にわたり地域医療を担い続けてきました。

3　地域住民との協力共同をすすめる労働組合運動

　次に、徳島病院存続運動で果たした労働組合の存在とその価値について述べます。国立徳島病院の移転・統廃合計画が発表された直後、労働組合は、①徳島病院内で組合員・職員の声、患者と家族の声を集め、②地元の吉野川市議会への請願活動と、吉野川市と移転先の板野町との連携強化に努め、③署名運動の実施を模索して活動を始めました。

　吉野川市議会は、2018 年 6 月議会で「徳島病院の存続を求める意見

書」を全会一致で採択しました。

　2018年8月2日に「徳島病院を守る会（以下、守る会）」が結成され、署名運動が精力的に取り組まれました。守る会結成の過程で、労働組合が署名運動を行っていないことが市民から批判の対象となり、市民活動家と労働組合の関係は最悪のスタートとなってしまいました。しかし、そこから2ヵ月後には、労働組合が保守革新を問わず立場を超えて、市民と本気の共闘を追求する組織であることが理解され、頼りになる存在と認識されていきました。

　患者や住民にとって、地域医療構想や病院経営の問題、病院再編・入院ベッド削減や財源問題などは未知の分野です。それらの意味することを労働組合が分析し、地域住民と戦略と戦術を一緒に考え、市民運動を支える努力を続けたことで、守る会との協力関係を早期に得ることができました。

　徳島県医労連は、地域住民と共に要求運動を行う「3つの教訓」を柱に活動をしてきました。そして、今回の守る会との運動から、次のような4つの教訓としています。

①考え方の違う方々と行動を共にしても意見を認め合い決して批判はしないこと。

②問題が発生した際にも「協力協同」が継続できるよう、常に建設的で冷静な言動に徹すること。

③団体・政治家とは常に対等平等であり、一部の主義主張に偏らないように、同じ距離間で組織運営を行うこと。

④地域住民と共に行動するときも、組合員と同様に情報共有の努力をすること。

4　守る会の行動力、それを支えた「戦略と戦術」、労働組合の政策提言

目標を実現するための戦略と戦術

　目標は、徳島病院の存続と地域医療の充実にあります。そのためには驚異的に集まる「署名」の政治的意義を高め、最も有効的に活用するための戦略が必要となります。

　署名運動の戦略の1つとして、2019年春の統一地方選挙と県知事選挙、夏の参議院選挙までに地域世論をつくり、徳島病院統廃合問題を政治課題に押し上げる必要性を提起しました。

　戦略としては、選挙が集中する2019年春に政治問題とさせることで、目標を実現する戦術です。

　署名運動が精力的に進められるなかで、署名を有効活用するために次のような戦術を提起しました。

①守る会だからこそ可能となる人脈を駆使し、保守系の有力政治家との情報共有を行う。

②徳島県選出の全国会議員に署名賛同人となってもらうよう働きかける。

③徳島県社会保障推進協議会として、全自治体訪問で地方行政・議会の支持がえられるよう国立病院の必要性を一致させる懇談を行う（2018年10月、11月に実施）。

④守る会が全地方議会を訪問し、意見書および請願の採択を要請する（同年12月）。

⑤県知事選挙を含む統一選挙直前の徳島県議会への署名提出と県議会決議をめざす。

⑥徳島県知事本人へ直接要請する（2018年12月と2019年3月の2回実現）。

⑦徳島県市長会へ要請する（後に、守る会は、県町村長会・県町村議
会議長会、四国市長会・全国市長会・全国市議会議長会に要望し、要
望書の採択もしくは決議が採択された）。

政府と経営者の常套手段「赤字経営の強調」「医師不足」に経営分析で反論

国立病院機構は、「赤字経営と医師不足」を強調し、病院統廃合反対
の住民運動を抑え込もうとします。そこで、徳島病院の単純な経営分
析を行い、具体的対策をたてました。

徳島病院経営の年次推移、比較、経営悪化の原因解明

①病院経営の分析は「経年的な経常利益の推移」「長期借入金の変
化」「同地域や同規模の公的病院との比較」などを単純に比較する
ことで可能です。徳島病院はトータルでは健全経営であることを
証明できました。さらに、地方にとって公的病院の雇用創出と経
済波及効果は、企業誘致以上の価値をもつ地域貢献という役割を
担っていることを強調しました。このことは、市民と行政・地方
議員から大いに支持されました。

②国立病院機構の歴史上、病院統廃合では医師不足問題が解決しな
いことが明らかです。地域から支持され信頼される病院を閉鎖す
る国立病院機構の経営姿勢こそが、医師不足を深刻化させる最大
の要因です。そこで、医師不足が最も深刻な過疎地域の自治体病
院が行っている「医師育成と確保・定着」を行うよう国立病院機
構へ求めました。

こうした自治体訪問時や守る会の集会、国立病院機構本部との交渉
時には、必ず病院経営と医師問題が出されましたが、これらを論拠に
その場で反論したことは地域住民を励ますものとなりました。

ハザードマップと地域医療構想の整合性の欠如

徳島県民なら一目で理解できるハザードマップニュースを作成し、

徳島病院がもつ災害支援の役割を明らかにしたことは、全県の地方議会と行政を動かす原動力となりました。この点は、後述します。

国会議員による病院視察

与野党の国会議員による病院視察を計画し、視察の実態を踏まえた国会質問につなぎました。

院内掲示・ホームページから「移転・統合決定」の削除を要求

「徳島病院の移転・統合は決定」という院内掲示物の撤去、病院ホームページからの削除を要求しました。

以上は、県医労連が守る会の会合に参加し提案してきたことです。特筆されることは、守る会世話人会で疑問が出れば、会議の最中に電話で国立病院機構本部や自治体、国会議員秘書に連絡し、その場で回答を求めるなど、疑問や問題を先送りしない活動スタイルをとってきたことです。徳島県医労連は、宣伝ビラの作成活用と共に、ホームページ・SNS で運動の最新情報を発信し続けてきました。効果は未知数ですが、こうした活動が地域住民や地方議員と常につながり、機敏な行動を可能にしたことは間違いありません。

5　署名提出のリレー
署名運動と県議会決議と全市町村議会意見書・請願採択

徳島県議会 2019 年 2 月議会本会議最終日、「国立病院機構徳島病院の存続を求める決議」は全会一致で採択されました。同日、県議会内では、病院存続署名を守る会から樫本県議（自民幹事長）、原井県議（自民）に託し、その署名を国会議員の福山守議員（自民・衆議）が預かり、国会議員から国立病院機構の中川義信理事らに病院存続署名と要請書として提出されました。これは守る会がこだわり抜いた「署名提出のリレー」という方法です。同日、守る会は記者会見を行い、決議の内容は地元新聞とテレビで報道されました。

6 ハザードマップと地域医療構想との整合性を追求する

　国立徳島病院は、新病棟建設と同時に徳島県災害医療支援病院に指定されました。徳島県下で地震・津波・豪雨災害から最も安全な場所に立地しています。その徳島病院を移転統合する計画は、防災・減災などの災害に強い街づくりに逆行するものです。近年、自然災害が頻発しています。徳島県で豪雨災害が発生した場合の災害予測ハザードマップが国土交通省ホームページで公表されています。

　同じ自治体にある災害拠点病院の吉野川医療センターや国立徳島病院の移転先の東徳島医療センターは、水害による病院機能停止が危惧されています。また、東徳島医療センターは、中央構造線活断層からの距離が近く最大震度7が予測され液状化現象が深刻な地域と考えられ、大規模災害時にその役割が果たせない可能性があります。

　これらは、国土交通省のハザードマップに明記されています。このマップと徳島県の地域医療構想との整合性の欠如を指摘し、徳島病院

図表3-1-5　総務省の広域防災拠点三要件

1. 利便性 ・要員参集に支障をきたさない ・情報、通信設備が整備されている ・陸、海、空などの交通機関からのアクセスが容易 2. 自立性 ・液状化、津波被害の危険性がない ・災害に耐えられる施設 ・あらゆるハザードに対する安全管理・防護能力がある 3. 代替性 ・交通、輸送の代替機能が確保されている ・災害時、エネルギー供給、水供給等の自立、代替機能がある

（出所　総務省消防庁「広域防災拠点が果たすべき消防機能のあり方に関する調査検討会報告書　平成15年3月　4ページより」阿部知子衆議院議員国会事務所より提供された資料をもとに作成）

図表3-1-6　吉野川水系吉野川（下流区域）洪水浸水想定区域内の病院

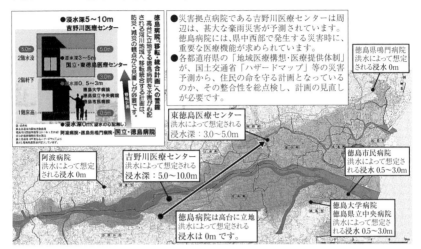

（出所　国土交通省ハザードマップに加筆）

の移転廃止は地域の実情を無視した計画であることを追及してきました。

　災害時に必要な医療提供体制が軽視されている可能性があります。総務省には、公共施設を建設する際の「広域防災拠点三要件」が存在するのに対し、厚生労働省には、同様の要件が存在せず、新たな病院建設地で予測されている災害を把握するシステムを有していないことが、国立徳島病院を守る住民運動によって明らかになりました。ハザードマップと地域医療構想との整合性を総点検する活動が、徳島病院存続を確かなものとし、国立病院機構の機能充実に転換させる道であり、地域医療破壊を食い止める突破口になると考えています。

　地元合意の無い病院統合計画を強引に進めるのではなく、その地域で予測される災害に対し、医療機能を維持し、災害時の医療体制を構築することこそ喫緊に行うべきことです。

2 広大・多雪・寒冷な北海道の地域医療を守れ
―地域医療の現実と地域運動―

沢野　天

……………………………………………………………………

「病院がなくなるの？」「働く場がなくなるのでは？」「地域の実情を
踏まえておらず、納得がいかない」

　厚生労働省が 2019 年 9 月 26 日突然公表した道内 54 の公立病院等の
再編統合案に、不安や怒りが広がっています。北海道の深刻な地域医
療の実態と厚生労働省案の問題点、地域医療を守る取り組みについて
報告します。

1　北海道の深刻な地域医療の実態

広大・多雪・寒冷の北海道

「人口減少や高齢化が進行する中、誰もが安心して暮らすことのでき
る活力ある地域社会づくりを進めるには、道民の皆様の暮らしを守る
地域医療の確保が最優先の課題です」（北海道医療計画：2018 年 3 月）。

　道内の地域医療は、自治体や医療関係者、住民が改善の努力を進め
ています。しかし、高い医療費や通院費負担なども重なり、必要な医
療が受けられない状況が広がっています。

　北海道は、広大な面積・多雪・寒冷といった地理的・気象的特性が
あります。北海道の面積は、約 8 万 km^2 で、2 番に大きい岩手県の 5
倍、香川県や大阪府の約 40 倍の大きさです。

　医療圏は、1 次医療圏は 179（市町村）で、2 次医療圏は 21 圏域、3
次医療圏は 6 圏域です。北海道医療計画では、すべての 2 次医療圏の

許可病床数が基準病床数を上回っており、医師などの体制が不足している圏域でも、基本的に病床数を増やすことができません。

地域医療を支えている公立・公的病院

入院病床の状況を市町村別にみると、病院があるのは 111 で、そのうち半分の 55 は公立・公的病院だけで地域医療を支えています（図表3-2-1参照）。

しかし、これらの病院は、医師や看護師などの不足、低診療報酬、国の財政支援の削減などにより、経営はますます深刻になっています。

深刻な地域医療の実態

地域医療と公立病院を守る北海道連絡会（以下、連絡会。参加団体：道医労連・道自治労連・道労連・道民医連・道社保協）は、署名や学習集会、北海道等への働きかけなどの取り組みをすすめています。この間、地域医療の深刻な実態や国・北海道に対する要望などをつかむため、日高圏域（2018 年 6 月）、北渡島檜山圏域（2019 年 1 月）、南空知圏域（2019 年 8 月）の住民や自治体・公立病院関係者と懇談しました。

「地元の医療機関では対応できず、救急車で遠くの大きな都市まで患者さんを搬送しましたが、間に合わず亡くなりました」「分娩できる医療機関がないため、隣の圏域の医療機関まで向かう最中に出産」などの深刻な実態が出されました。

住民からは「今は自家用車で遠くの医療機関に通えるが、今後は心配」「大きな病院にかかるためにバスを利用するが、2 時間かかり、1日に 1 往復しかない。夕方の帰りのバスに乗れず宿泊しなければならないこともある」「必要な医療が受けられないので、このまちに住み続けられない」などの声も出されました。

病院関係者からは、「近くの医療機関が救急医療の受け入れをやめて、うちの病院に集中している」「医師が高齢化している。将来の地域医療の医療提供体制が不安」など、現在は何とか医療を提供している地域

図表 3-2-1　北海道・市町村別病院・有床診療所の状況（2019 年 4 月 1 日）

3次医療圏	2次医療圏	市町村	病床ない	病床あり 有床診療所のみ	病院 あり	公的病院のみ
道南	南渡島 (2670)	函　館　市		○	○	
		北　斗　市		○	○	
		松　前　町		○	○	○
		福　島　町	○			
		知　内　町	○			
		木 古 内 町		○	○	
		七　飯　町		○	○	
		鹿　部　町		○		
		森　　　町		○	○	
	南檜山 (1423)	江　差　町		○	○	
		上 ノ 国 町		○		
		厚 沢 部 町		○		
		乙　部　町		○		
		奥　尻　町		○		
	北渡島檜山 (2473)	八　雲　町		○	○	
		長 万 部 町		○		
		せ た な 町		○		
		今　金　町		○	○	
道央	札幌 (3540)	札　幌　市		○	○	
		江　別　市		○	○	
		千　歳　市		○	○	
		恵　庭　市		○	○	
		北 広 島 市		○	○	
		石　狩　市		○	○	
		当　別　町		○	○	
		新 篠 津 村	○	○		
	後志 (4305)	小　樽　市		○	○	
		島　牧　村		○		
		寿　都　町		○		
		黒 松 内 町		○		
		蘭　越　町		○		
		ニ セ コ 町		○		
		真　狩　村	○			
		留 寿 都 村	○			
		喜 茂 別 町	○			
		京　極　町		○	○	
		倶 知 安 町		○	○	○
		共　和　町	○			
		岩　内　町		○	○	○
		泊　　　村	○			
		神 恵 内 村	○			
		積　丹　町	○			
		古　平　町	○	○		
		仁　木　町	○	○		
		余　市　町		○	○	
		赤 井 川 村	○			
道央	南空知 (2562)	夕　張　市		○	○	
		岩 見 沢 市		○		○
		美　唄　市		○		○
		三　笠　市		○		○
		南　幌　町		○	○	○
		由　仁　町		○	○	
		長　沼　町		○		○
		栗　山　町		○	○	○
		月　形　町		○		○
	中空知 (2162)	芦　別　市		○		○
		赤　平　市		○		○
		滝　川　市		○	○	
		砂　川　市		○		○
		歌 志 内 市		○		○
		奈 井 江 町		○	○	○
		上 砂 川 町	○			
		浦　臼　町		○		○
		新 十 津 川 町		○	○	
		雨　竜　町		○		
	北空知 (1067)	深　川　市		○	○	
		妹 背 牛 町	○			
		秩 父 別 町	○			
		北　竜　町	○			
		沼　田　町	○			
	西胆振 (1356)	室　蘭　市		○	○	
		登　別　市		○	○	
		伊　達　市		○	○	
		豊　浦　町		○		
		洞 爺 湖 町		○	○	
		壮　瞥　町		○		
	東胆振 (2340)	苫 小 牧 市		○	○	
		白　老　町		○	○	
		安　平　町		○		
		厚　真　町	○			
		む か わ 町		○	○	
	日高 (4811)	日　高　町		○	○	
		平　取　町		○		○
		新　冠　町		○	○	
		新 ひ だ か 町		○	○	
		浦　河　町		○		○
		様　似　町	○			
		え り も 町	○			

注：2 次医療圏内の（　）は面積を示す。単位：km²

（出所　北海道の資料より作成）

表（病床の有無による市町村分類）。列：3次医療圏｜2次医療圏｜市町村｜病床ない｜〔病床あり：有床診療所のみ｜病院（あり｜公的病院のみ）〕

3次医療圏	2次医療圏	市町村	病床ない	病床あり(計)	有床診療所のみ	病院あり	公的病院のみ
道北	上川中部 (4238)	旭川市			○	○	
		鷹栖町			○	○	
		東神楽町			○	○	
		当麻町	○				
		比布町			○	○	
		愛別町	○				
		上川町			○	○	
		東川町			○	○	
		美瑛町				○	○
		幌加内町	○				
	上川北部 (4197)	士別市			○	○	
		名寄市			○	○	
		和寒町			○	○	
		剣淵町	○				
		下川町			○	○	
		美深町			○	○	
		音威子府町			○	○	
		中川町			○	○	
	富良野 (2183)	富良野市			○	○	
		上富良野町			○	○	
		中富良野町			○	○	
		南富良野町	○				
		占冠村	○				
	留萌 (3445)	留萌市			○	○	
		増毛町			○	○	
		小平町	○				
		苫前町	○				
		羽幌町			○	○	
		初山別村	○				
		遠別町				○	○
		天塩町			○	○	
	宗谷 (4262)	稚内市			○	○	
		猿払村				○	○
		浜頓別町				○	○
		中頓別町				○	○
		枝幸町				○	○
		豊富町			○	○	
		礼文町			○	○	
		利尻町				○	○
		利尻富士町	○				
		幌延町			○	○	
オホーツク	北網 (5542)	北見市			○	○	
		網走市			○	○	
		大空町	○				
		美幌町			○	○	
		津別町			○	○	
		斜里町				○	○
		清里町			○	○	
		小清水町			○	○	
		訓子府町			○	○	
		置戸町			○	○	
	遠紋 (5148)	紋別市			○	○	
		佐呂間町			○	○	
		遠軽町			○	○	
		湧別町			○	○	
		滝上町				○	○
		興部町				○	○
		西興部村	○				
		雄武町			○	○	
十勝	十勝 (10831)	帯広市			○	○	
		音更町			○	○	
		士幌町			○	○	
		上士幌町			○	○	
		鹿追町				○	○
		新得町			○	○	
		清水町			○	○	
		芽室町			○	○	
		中札内村			○	○	
		更別村			○	○	
		大樹町			○	○	
		広尾町			○	○	
		幕別町			○	○	
		池田町			○	○	
		豊頃町			○	○	
		本別町			○	○	
		足寄町			○	○	
		陸別町			○	○	
		浦幌町			○	○	
釧路・根室	釧路 (5997)	釧路市			○	○	
		釧路町	○				
		厚岸町			○	○	
		浜中町				○	○
		標茶町				○	○
		弟子屈町			○	○	
		鶴居村			○		
		白糠町	○				
	根室 (3497)	根室市			○	○	
		別海町				○	○
		中標津町			○	○	
		標津町				○	○
		羅臼町			○	○	
合　計			32	147	36	111	55

でも、近い将来深刻な事態になることを心配する声も寄せられました。

道議会から国への意見書採択

　連絡会は、北海道議会に対して、地域医療を守るために国へ意見書を提出するよう、2年に1度改定される診療報酬の見直しの時期に要望してきました。北海道議会は、2019年10月14日、「診療報酬を引き下げず、地域医療を守ることを求める意見書」を採択しました。要望項目は、①診療報酬の引き下げは行わず、適正な水準を確保すること、②公立病院の運営に対する地方財政措置の充実・確保を図ること、③地域の医療需要を満たす医療提供体制を構築すること、④医師・看護師等医療人材の確保を図ること、です。

2　地域医療構想の問題点

入院ベッド1万床を削減する北海道の地域医療構想

　安倍政権は、医療給付費を削減するために、保険料や患者負担の増、保険はずしなどの医療保険制度の改悪とともに、医師養成数を削減し、入院病床数をはじめとする医療提供体制を大幅に削減しようとしています。そのため、都道府県に対して、2次医療圏ごとに、2025年に必要な入院病床数（高度急性期、急性期、回復期、慢性期の機能別）などを示す地域医療構想を作成させました。構想の策定にあたっては、その地域に必要な医療内容を無視して、医師不足などのため不十分な医療提供体制での患者数を前提に、病床ごと患者1日当たりの診療報酬の金額などを基に機械的な基準で高度急性期や急性期などの病床数を算定し、慢性期の病床をも減らして、在宅医療へ誘導する内容です。

　道内の推計必要病床数は、7万3190床で、2014年の医療施設調査（8万2703床）と比べて、約1万床削減する構想です。しかし、その内容について住民への説明は不十分なため、多くの道民が地域の病床削減や各市町村の医療体制への影響について知りませんでした。

道内54の公立・公的医療機関が再編・統合の対象に

　厚生労働省は、2019年9月26日、高度急性期と急性期の病床に特化し、2017年度の疾病ごとの手術件数などのデータを基に、機械的に「診療実績が特に少ない」「類似の診療実績が近接している」の二つの項目で、再編・統合対象の再検証の医療機関を公表し、検証の結果を2020年9月末までに提出することを求めました。

　北海道は111の医療機関のうち、全国最多の54の医療機関（18医療圏・49市町村）が対象となりました。その多くがその市町村で唯一の病院で、救急医療を担っています。住民の命に取って欠かせない医療機関です。中には離島も含まれています。

　この公表に対して、道内でも多くの団体・個人から驚きとともに、批判、撤回を求める声が広がりました。北海道議会は、2019年10月4日、地域医療構想に関する国への意見書を採択しました。

　　道議会の意見書
　　医療機関が再検証した内容については地域の意向として尊重し、結論を得る時期についても地域の実情を踏まえて柔軟に対応することを強く要望する。

　厚生労働省は、こうした批判を受け、「今回の分析だけでは判断しえない診療領域や地域の実情に関する知見も補いながら、地域医療構想調整会議の議論を活性化し議論を尽くして頂き」たいと発表し、急きょ、全国6ヵ所で、自治体との意見交換会を開きました。10月23日、北海道で開催された意見交換会でも、「冬など悪天候で移動に時間かかる」など再編・統合案に批判的な意見が相次いでだされました。

3　地域医療を守る取り組み

命と健康が守られる医療体制を求めて北海道に要請

　連絡会は、10月23日、北海道に対して、厚生労働省が地域医療構

想（病床削減）を進めるために、再編・統合の再検証を求める医療機関を公表したことに抗議し、その撤回とともに道民の命と健康が守られる医療体制を求めて要請をしました。

　道は、「機械的に再編統合を決定するものでない」と説明しましたが、「従事者確保とともに人口減少を考えた場合、その医療機関の規模や機能を現在のまま維持していくことが難しいので、各圏域で議論してもらっている」と強調しました。連絡会は、「今でも必要な医療が受けられない実態がある。改めて、その地域に必要な医療提供体制の確保が必要」と改善を求めました。

心配や怒りの声が続々　54医療機関へのアンケート

　連絡会は、地域に必要な医療提供体制をつくるために、再編・統合の再検証の対象になった54の医療機関にアンケートと懇談を申し入れました。

　今回の再編・統合案については、「納得がいかない」との回答が多く寄せられました。また、対象となった医療機関にも、地域住民からは数多くの怒りの声や病院存続を心配する声、職員からも心配する声が寄せられていることがわかりました。多くの医療機関が、再編・統合案にかかわらず、必要な医療機能を検討していくと答えています。

　　寄せられたアンケートから
　・町内唯一の有床病院であり、他の医院も高齢化により、将来的には、当
　　院が地域医療の核となり、すすめていかなければならない。
　・老健施設も特養ホームもない町で、病院が最後の砦のような風潮にな
　　っている。町内唯一の医療機関であり、他の医療機関まで自家用車で
　　片道30分の時間を要するため、何とかして病院を維持していかなくて
　　はならない（「救急車告示病院」として救急対応もしている）
　・高齢化が進む中で、よりアクセスが良い医療機関として病院の存続を
　　めざす。

全ての地域での運動を呼びかけ

国は、今後、公的医療機関の慢性期病床や民間の医療機関も含めた病床数を削減をしようとしています。しかし、道内の地域医療構想も、計画通りに病床数は減っていません。

連絡会は、今回公表された医療機関のある地域だけでなく、すべての地域で、①市町村議会でも道議会と同様の国への意見書を採択すること、②自治体・病院から地域医療構想と自治体への影響を説明してもらうこと、③2次医療圏ごとに、地域の実態や要望、病院の役割を出し合う集会、懇談会を開き、地域医療構想調整会議や行政に働きかけること（地域医療・病院を守る住民組織、市町村、病院とも連携も）などの地域医療を守る運動を呼びかけました。

この町でくらすために病院は必要

道内では、これまでも住民が中心になり地域医療を守る取り組みが行われてきました。白老町立病院を守る取り組みを紹介します。

2013年、白老町では町長が町の財政難を理由に「病院の原則廃止」を提案しました。町立病院は町で唯一の病院で、救急医療も担っています。二人の女性が病院の存続を求めて初めて署名に取り組み、スーパー前に立ちました。「もし病院がなくなると助かる命も助からなくなります」「医療に不安のある町は特に高齢者は住みにくく、流出し過疎化につながります」と訴えました。それをきっかけに「白老町立病院を守る会」が結成され、署名は町内の有権者の4分の1にあたる4000筆を上回りました。これらの動きに病院職員も励まされ、経営改善の取り組みも広がり、2014年8月、町長は「病院存続」を表明、守る会は「病院を守る友の会」に発展し、老朽化した病院の建て替えの基本構想づくりにも参加しました。

しかし、町長は突然、公設民営を打ち出し、特定の医療機関と協議をはじめ、診療所化も表明しました。これに対して、町民の不安と怒

りが広がり、長友薫輝教授を迎えて公立病院の役割や公立病院改革の問題点などを学び、新たな署名にも取り組み、その結果、町立病院として新築されることが決定しました。白老町立病院も今回の再編・統合案に対象になっていますが、町長は「方針の変更はいっさいない」と表明しました。

4 医療提供体制が厳しい宗谷地域

　医師不足など医療提供体制が厳しい宗谷地域では、まちぐるみで医療を守る取り組みをすすめてきましたが、4つの公立医療機関が再編統合の対象になりました。対象となった医療機関のある町村では、「病院がなくなるのではないか」と不安が広がりました。道北勤労者医療協会宗谷友の会の飯田光事務局長は、「今でさえ、恒常的な医師不足・看護師不足によって、少ない診療科目のため、必要な医療が受けられない状況です。これ以上、『ベッド数が減る』『診療科目の縮小』『病院の統廃合』がすすむと安心して暮らすことができなくなります。今回の厚労省による、一方的『再編・統合』の押しつけは、住民の命と健康を軽んずるものとして許されません」と話します。

　宗谷友の会事務局と宗谷医院は、地域医療を守る取り組みを広げるため、各市町村友の会と協力して、各自治体の首長や医療機関関係者との懇談を行っています。また、各友の会では「地域医療を守る学習会」も開催し、各市町村での国に対する意見書採択の陳情・請願活動、「厚労省の病院『再編・統合』に反対し、地域医療の充実を求める請願署名」に取り組んでいます。

医療機関や首長と懇談

　宗谷友の会と懇談した首長は、「地域の病院は、住民の医療福祉を守る『最後の砦』です。医療が心配という理由で都市部に出る方が少なくない現状で、今以上に地域医療が縮小すれば、過疎化に拍車がかか

ります。困難な財政事情の中で地域医療を守っています。ここに国が補助をすべきで、それが国の責任です」と訴えました。

地域医療を守る学習会

各友の会では、地域医療を守る学習会がすすめられています。各学習会には、声かけをした役員の予想を上回る方が参加しています。講師を務めた坂牧勉・道北勤医協宗谷医院長は、日本の医師不足や過重労働の実態をリアルに伝えました。参加者からは「たくさんのニュースが目の前を流れていくけど、じっくり医療の大切な話を聞けて、本当に良かった」など感想が寄せられました。

有権者比 20% めざす署名

国への働きかけでは、稚内市では、議会請願を準備しています。3月議会までに 6000 筆（有権者比 20%）の署名を集め、全会派一致の意見書採択をめざしています。請願事項は、「国は、一方的な病院『再編・統合』の押しつけをただちに中止し、医師・看護師不足など、地域住民の声にしっかりと耳を傾け、誰もが安心できる医療体制の将来像を明らかにすること」です。稚内市北地区の吉川恵利子さんは、友の会事務所に集めた署名を 40 筆届けにきてくれましたが、「学習会に参加してスイッチが入りました。このあとも署名を集めます」と、さらに 10 枚以上の署名用紙を持って行ってくれました。

首長・医師会・町内会も

友の会では署名を推進するため、首長や議会議長、地域医師会の代表や医師、町内会の代表などの、地域医療充実の必要性についての声を掲載したチラシを作成しました。工藤広稚内市長は、「稚内市では、市民ぐるみで地域医療問題に取り組んでいます。宗谷管内の医師数は他の地域と比較しても圧倒的に少なく、道内でも最も少ない状況です。医療の充実を図るため、今後も、地域の実情を訴え続けます」と述べ、宗谷医師会の櫻井晴邦会長は「厚労省発表に強制力はなく、地域医療

構想調整会議で決定されるものです。必要なものは必ず残りますので
ご安心ください」とのコメントを寄せています。

5　広がる対話、共同した取り組み

　北海道民医連は、12月5日、再編・統合の対象となった門別町立国
民健康保険病院と懇談しました。小市健一道民医連会長は「今回の国
の突然の発表は、地域の住民の生命と健康を必死で守っている病院の
役割を全く無視して、機械的な基準に当てはめられたもので、全く不
当であり、ぜひ地域の医療を守るために協力をしていきたい」と呼び
かけました。

　病院の事務長は、「当院は日高町でベッドを持つ唯一の医療機関で、
急性期医療、在宅医療なども展開して、町内の救急車は全てここに来
ます。学校医も担い、特養ホームや老健施設などに入居している高齢
者が体調を崩した際の受け入れ先にもなっています。子どもやお年寄
りはもとより、全ての町民の健康を守る役割を担っています」と語り、
「町長も病院長も今回の発表には怒っています。町長は議会で門別病院
は今まで通り存続させると表明していますので、患者さんや職員には
動揺は見られていません」と町の立場を説明しました。

　また、旭川・上川社保協は、12月18日、旭川市の西川将人市長と
懇談し、「厚生労働省による地域医療構想推進のための公立・公的病院
の再編・統合に抗議し、地域医療の拡充を求める」要請しました。今
回の再編・統合の対象になっている市立旭川病院の労働組合の橋本は
るえさんは、「現在、精神科の外来は200人で、入院は100床あり、旭
川医大や旭川市内の病院からの紹介患者も受け入れています。精神科
の患者は増えることがあっても減ることはありません。旭川市立病院
は市内や道北地域の精神科医療の要になっています。小児科をはじめ
とした夜間の急病センター機能の存続にも影響します」と、病院の存

続を求めました。

　西川市長は、「要請の趣旨を十分に理解しています。財政的な問題などありますが、市立旭川病院を存続できるよう進めていきたい」と回答しました。

広がる国への意見書

　道内の市町村議会から国への意見書の提出を求める陳情・請願も広がっています。12月議会では、「『再編統合』対象の病院名公表の撤回を求める意見書」や「地域医療構想における地域の主体性を尊重することを求める意見書」などの意見書が26議会で採択されています。

　唯一の病院が再編統合の対象となった別海町の議会では「何にも増して住民が移住・定住を判断する重要な要素は医療拠点の存在である」「本町のように同一町内で1時間以上も移動にかかる自治体の病院や離島の病院実名までもが同列で公表されていることは誠に遺憾です」として、国民の命を守るため安易な公立病院の再編・統合に反対する意見書を全会一致で採択しました。

　また、多くの議会で、「北海道は、広大な面積といった地理的条件、冬季間の積雪・寒冷といった気象条件、JR路線をはじめとした公共交通機関の削減が進行し、通院の足が奪われ、医療過疎が深刻である」こと、「病床削減を迫る『地域医療構想』は、それ自体に無理があり、『地域医療構想調整会議』において、いまだ結論を見いだせずにいる」とし、今回の国・厚労省のやり方は、地域の議論の停滞や混乱をもたらしかねず、地方自治の精神にも反すると批判しています。

　地域医療を守ることは、住民の命と健康を守るだけでなく、その地域の存続にも影響します。再編・統合をやめさせるとともに、国や北海道の責任で地域医療を守らせるため、住民、自治体、医療機関、医療機関従事者など共同した取り組みがさらに必要です。

3 三重県の地域医療構想と
公立・公的病院の再編・統合

新家忠文

....

　この10年、日本では医療の供給体制の"改革"が進んでいます。とりわけ、安倍政権の7年は、小泉政権からの新自由主義的医療改革の流れがあり、きびしい医療費・社会保障費の抑制政策が続きました。本稿では、三重県の地域医療の特徴、三重県地域医療構想の検討、松阪区域の公的・公立病院の統合・再編、医療・介護の地域政策と運動の課題、の4点について検討します。

1　三重県の地域医療の特徴

地域医療の現状と課題

　2017年3月にまとめられた「三重県地域医療構想」は、県内4医療圏を8区域に分けて検討が進みました（図表3-3-1）。「三重県地域医療構想」では、三重の地域医療の現状と課題は以下のようにまとめています。

　①人口動態をはじめ健康関連指標は全国平均値の前後又はそれよりもやや良い。②医師、看護職員といった医療従事者が不足。③南北に長い地勢を有し、一定の人口規模を持つ都市が長軸方向に分散するため、医療資源についても分散配置せざるを得ない。④県南部については急性期疾患による死亡率も比較的高い傾向にあり、当該区域における救急医療体制の確保は重要な課題。⑤県中部では100〜200床程度の中小規模の医療機関が多いことから、病床の機能分化・連携を一層進

図表3-3-1　地域医療構想の策定区域

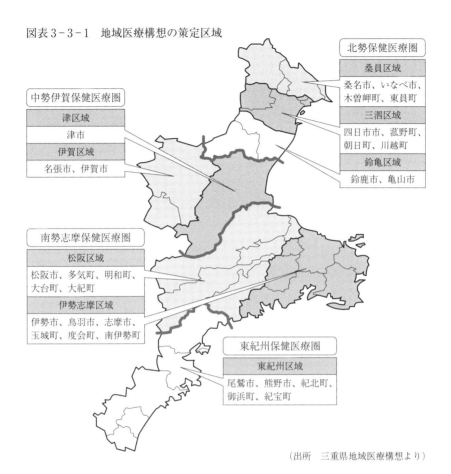

北勢保健医療圏

桑員区域

桑名市、いなべ市、木曽岬町、東員町

三泗区域

四日市市、菰野町、朝日町、川越町

鈴亀区域

鈴鹿市、亀山市

中勢伊賀保健医療圏

津区域

津市

伊賀区域

名張市、伊賀市

南勢志摩保健医療圏

松阪区域

松阪市、多気町、明和町、大台町、大紀町

伊勢志摩区域

伊勢市、鳥羽市、志摩市、玉城町、度会町、南伊勢町

東紀州保健医療圏

東紀州区域

尾鷲市、熊野市、紀北町、御浜町、紀宝町

（出所　三重県地域医療構想より）

めていくことが重要。⑥回復期病床や、在宅医療といった後方の受け皿は十分とはいえず、在宅医療・介護の連携を推進し、区域の特性に応じた地域包括ケアシステムの構築が必要。

医師不足が医療の機能を制限し、救急体制を不安にしている

　三重の地域医療の特徴である医師・看護師不足について、「日医総研・医療提供体制の現状 2015 年」は、人口 10 万人当たりの医療施設に従事する医師・看護師数について、①医師数は、全国下位ランク、病

院医師は 40 位、麻酔医は 47 位と最低。それも、津地域の特化した地域を含む平均。②看護師は、全国平均を超えるのは看護師総数で東紀州のみと指摘しています。

　こうした医療人材の不足は各病院の医療機能を制限・低下させ救急体制を不安にしています。「2019 年・第 15 回みえ労連自治体（病院）アンケート」では、県内自治体 16 病院のうち、医師不足により「休止をした科がある」4 病院、「救急の制限」を 5 病院が取っていると回答しています。さらに、「医師偏在指数」においても「下位 33.3% の都道府県」で 36 位と指摘されています（厚生労働省　第 23 回医師需給分科会・2018 年 10 月 24 日）。

2　三重県地域医療構想を検討する

機能分担で医療提供体制の縮小再編

　地域医療構想は、極めて作為的な線引きで病床の機能分化（「高度急性期、急性期、回復期、慢性期」）を行い、その基準を拠り所とした推計によって地域の医療需要を過小に見積もり、将来の必要病床数を構想するという病床縮小政策です。では、この地域医療構想は、三重の地域医療にどのような影響をもたらすのか。2015 年度に、この機能分化にそって病院が報告した「病床機能報告」と、地域医療構想で示された 2025 年需要推計に基づく「必要病床数」を比較して検討してみます。

　図表 3－3－2 をご覧ください。三重県の地域医療構想がこのまま実現されるとすれば、全ての区域で急性期病床を減らし回復期病床を増やすことになり、8 つの医療区域全てで 4 機能を合計した病床総数を現状より削減し縮小・再編を進めるものとして機能することになります。

　さらに、東紀州区域の高度急性期は病床機能報告ではゼロに対し、

図表 3 - 3 - 2　三重県内 8 区域　2015 年度病床機能報告と 2025 年必要病床数比較

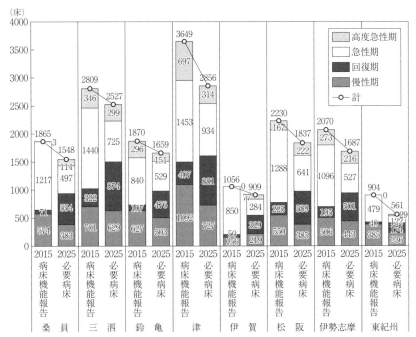

（出所　三重県地域医療構想より作成）

　構想の必要病床数では 29 床増、急性期は病床機能報告 479 床が必要病床数では 122 床に減少し約 4 分の 1 となっています。構想に従って急性期を 4 分の 1 に減らせば、救急医療などギリギリのところで担われている地域医療は底が抜けて崩壊の危機に瀕することが予想されます。現実味を帯びるのは、急性期の削減と病院の入院患者を介護・在宅へと押し出す回復期へのシフトによる、より安上がりで効率的な医療提供体制への縮小再編です。

　こうした医療構想に対して、2016 年 3 月には、南部の市町の地域医療体制の確保を求める意見書採択に続き、三重県議会では「地域の実情に応じた医療提供体制の確保を求める意見書」が採択されています。

図表 3 - 3 - 3　2025 年必要病床数独自試算と地域医療構想の 2025 年必要病床数の

	三重県	桑　員	三　泗	鈴　亀	津
Ａ：2025 年必要病床数独自試算	16,536	1,952	2,851	2,240	2,651
Ｂ：地域医療構想 2025 年必要病床数 　　（患者所在地）	14,147	1,731	2,594	1,768	2,417
同・医療機関所在地	13,584	1,561	2,505	1,694	3,071
（参考）病床機能報告 2015 年	16,475	1,865	2,809	1,870	3,669
Ａ－Ｂ	2,389	221	257	472	234

（出所 「受療率を

意見書は「病床の大幅な削減が行われれば、地域の医療ニーズに十分応じることができなくなるおそれがあるばかりでなく、医療機関の経営基盤を揺るがすとともに、医療従事者の雇用機会の喪失、さらには、将来の医療従事者を目指す若者の士気をも低下させることにつながり、結果的に地域の医療提供体制を崩壊させることになりかねない」と指摘しています。

独自の病床推計では増床となる三重県

　都道府県がすすめている地域医療構想調整会議では、ほとんどの地域で「国が示す試算」を前提に地域医療の論議が進められています。そうしたなかで、みえ労連では、京都医労連政策委員会が作成した「患者調査（厚労省）の受療率を用いた必要病床数推計」のデータを参考にして、自分たちで必要病床数の試算を行いました。結果は、『三重県の地域医療構想を検討する』として発信しました（図表 3 - 3 - 3）。

　三重の受療率を用いて算出した必要病床数の試算は、地域医療構想の試算とは全くかけ離れ、すべての圏域で大幅に増床する必要性を示す結果となりました。

　この比較でみえる推計値の大きな乖離の要因は二つあります。一つは、地域医療構想の需要推計では、慢性期患者の一部について入院需要から排除していることです。二つ目は、県内の医療圏には、医療資

対比（患者所在地）

伊　賀	松　阪	伊勢志摩	東紀州
1,655	2,121	2,276	790
1,210	1,877	1,826	724
815	1,829	1,593	516
1,056	2,232	2,070	904
445	244	450	66

用いた推計」データをもとに試算して作成）

源が集積している津地域とそれ以外の圏域があり、医療提供体制の実態に大きなひらきがありますが、供給体制の不十分な圏域では供給体制の不十分さゆえに相対的に受療率が低くなり、その低位水準化されたデータを基に将来需要を推計されていることです。したがって、自ずと出てくる値が低くなるのは当然です。

厚生労働省の「再検証」データは地域医療構想の合意を否定

　2019年9月26日、厚労省は公立・公的病院に具体的対応方針の「再検証」を求める必要があるとして全国424病院を名指しで公表しました。翌日の新聞各社は、三重県内7病院が公表されていることを報道し、同日、市立亀山医療センターを抱える亀山市長は、市議会最終日の議会で、「このたびの公表は、国において机上で整理されたものであり、地域の実情が配慮されたものではありません」と怒りのコメントを公表しました。その後も、公表された自治体の首長や病院幹部、医師会役員の間に戸惑いの声や厳しい批判が相次いでいます。

　図表3-3-4は、名指しされた県内7病院の検証データと地域医療構想における該当病院のとりまとめ結果を整理したものです。検証データでは、7病院は「診療実績が特に少ない」「類似かつ近隣」の指標で選別されました。しかし、三重県の地域医療構想の「とりまとめ」では、「急性期機能の確保」などを明記している病院が含まれています。つまり、地域の地域医療調整会議で検討され、合意された報告を、国は否定しているのです。厚労省の "ちゃぶ台返し" にも似た再検証に反発が広がりました。みえ労連が行った10月上旬の該当病院への「緊急訪問・懇談」に、病院幹部は訪問歓迎と怒りの声を伝えてくれました。

図表3-3-4　再検証7病院のデータと三重県地域医療構想の記述

施　設　名	設置主体	「再検証データ」①							
		合計病床数	高度急性期	急性期	回復期	慢性期	稼働率（高度・急性期）	A・診療実績が特に少ない	B・類似かつ近隣
1　桑名南医療センター	独　法	79	79	0	0	0	19	8	6
2　三重北医療センター 菰野厚生病院	厚生連	230	0	146	41	43	65	8	6
3　亀山市立医療センター	市町村	94	0	46	48	0	60	8	6
4　済生会明和病院	済生会	264	0	34	180	50	79	9	6
5　大台厚生病院	厚生連	110	0	57	0	53	91	9	5
6　町立南伊勢病院	市町村	76	0	50	0	26	84	9	5
7　市立伊勢総合病院	市町村	322	49	200	30	43	67	7	6

注：① 2019年9月26日、第24回地域医療構想に関するWG資料、② 2017年3月、三重県地域

3　松阪区域の公的・公立病院の統合・再編をめぐって

松阪区域の地域医療構想

　次に、松阪区域における地域医療構想と現在進んでいる「統合・再編」を検討します。

　松阪区域の構想は、「2025年にめざすべき医療供給体制の方向性」を次のように報告しました。

　「本県では、2025年の必要病床数は、あくまでも地域における医療機能の分化・連携を進めるための目安と考えており、必要病床数をもとに病床を強制的に削減していくという趣旨のものではありません」とことわりながら、続けて次のように書かれています。

2017 年 3 月「三重県地域医療構想」②
「2025 年にめざすべき医療供給体制の方向性」
３病院の経営統合により、平成 30（2018）年４月に桑名市総合医療センターが開設される予定です。同病院は 400 床で急性期機能に特化した医療を提供します。
厚生農業協同組合連合会が経営する厚生連いなべ総合病院との経営統合の可能性が検討されているところであり、今後、その動向をふまえながら同区域の医療提供体制のあり方について改めて検討
急性期機能を確保するほか、回復期機能の確保を検討します。また、高度急性期については、鈴鹿回生病院や厚生連鈴鹿中央総合病院との連携体制を構築します。
その他の病床を有する医療機関の機能については、将来にわたる人口動態等をふまえながら、地域医療構想調整会議において引き続き検討
（同　上）
（同　上）
一定程度の急性期機能を担うほか、将来にわたり回復期機能の充実を図っていくことにより、患者が住み慣れた地域で療養生活を行うことができる体制の構築を検討していくこととします。また、在宅患者の急性増悪時の受入も担うこととします。

医療構想　　　　　　　　　　　　　　　　　　（出所　地域医療構想等から作成）

　①松阪区域は回復期機能の一層の充実が求められるといえます。②３つの基幹病院それぞれが持っている急性期機能については、重複している部分もあることから、効率性および質の確保の観点から、将来における集約化・重点化を想定しておくことも考えられます。この時、救急医療体制について、３つの基幹病院の連携により機能している状況があることを十分に加味しておくことが必要です。③ 10 年後（2025年）における機能分化のあり方を検討していくことが必要であり、３つの基幹病院の関係者による定期的な協議の場を持つこととします。④在宅医療や地域包括ケアシステムにかかる体制整備を進めていくことが重要であり、さまざまな関係機関及び他職種が連携していく必要があります。

松阪市民病院の在り方検討

一1次検討では統合・再編の報告ができなかった

①1次報告の概要

2017年6月20日、松阪市は「地域医療構想をふまえた松阪市民病院の在り方検討委員会（第1次）」を突然開催し検討を始め、1年半の検討を経て2019年3月27日、答申書が出されました。概要は以下のとおりです。

○3基幹病院が併存した状態で、今後も引き続き急性期機能をそれぞれの病院が維持し続けていくことは、松阪地域において急性期機能の病床の削減が求められることを考えると、いずれ困難となることが想定されます。このように急性期機能の病床数の減少は松阪地域にとって大きな影響があるものと考えられるため、多角的な視点に立って議論していくことが重要です。

○（県の考え）このような状況を勘案すると、3病院のそれぞれが、運営主体、財政状況、職員の労働条件等、すべてが異なる中、まず対等な統合を望んでいる松阪市民病院が、財政負担や職員配置も含めて、具体的な統合条件を提示し、検討していくことが必要と考える。

すなわち、結論は病院統合・再編の具体的報告提案ができなかったのです。

②統合・再編の報告ができなかった理由

なぜ統合・再編の報告が出せなかったのでしょうか。第1に、市民病院の経営状況が県下一良好なのに、なぜ合併しないといけないのかという疑問があります。第2に、市議会、地域医師会や自治連合会などに事前の説明・協議がされていなかったことです。第3に、検討会段階で、統合構想を真正面から否定をする論議を丁寧に組織できたこと。地域の労働組合と社保協などの団体とみえ労連などが連携して「地域

医療は市民の大問題」と集中した取り組みができたからだと考えています。2018年1月20日開催の「どうなる・どうする松阪市民病院講演会」（伊関友伸氏）は、副市長はじめ行政や病院幹部、市議会議員、地区医師会役員、自治会役員、県議も3名が参加しての学習会となりました。市議会も動きだし「市民病院のあり方特別委員会」が設置されました。

松阪市民病院の在り方検討をめぐる9つの論点（第2次検討）

ところが、翌年度の8月7日第2次検討委員会が発足し、現在再検討が進んでいます。松阪区域の3基幹病院は公立・公的病院ですが、経営母体は自治体、厚生連、済生会と異なります。

2019年12月16日の第5回検討会で、「地域にある様々な医療機関をつなぎ地域の医療を支えていくためには、地域包括ケア病床を中心とする病院が必要です」と急性期病床からの撤退提案が表明されました。さらに、2020年1月9日の第6回委員会では、松阪市民病院の急性期からの撤退と「地域包括ケア病床を中心とする」との提案がされました。また、経営形態の変更や統合もあり得る状況です。

松阪市民病院の今後を検討するため、9つの論点で考えてみます。

論点は、①市民病院と市の財政状況、②自治体病院の役割である救急体制、③地域の医療費、④看護・介護人材と地域経済、⑤自治体病院の存在意義、⑥成功例とされる先行事例の検討、⑦地域包括ケアシステムの構築、⑧市民アンケートの結果、⑨病院職員の身分保障についてです。

①県内トップの病院経営なのに病院の縮小提案

再編・統合検討の発端は、医師不足等による経営危機であるケースが多く見られます。しかし、松阪市民病院は、図表3-3-5のとおり、2017年度経営実績で県内自治体病院でトップです。とりわけ、医業収支比率で、市立四日市病院と並んで100％を達成しています。経営状

図表 3-3-5 自治体病院経営状況 2017

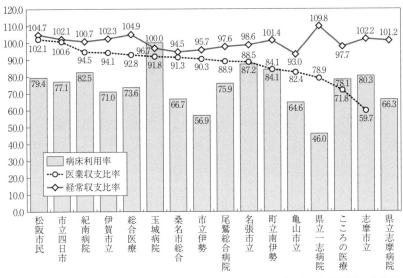

（出所 各病院の「経営比較分析表」より作成）

況は問題がありません（2018 年第 14 回みえ労連自治体アンケートから）。

　なお、総務省のウェブサイトからも自治体病院の経営状況が入手できまます。「経営比較分析表」は 5 年間の推移を示し、経営状況の確認ができます。

　また、設置主体の松阪市の財政は健全であり、財政指標も問題がありません。

　②輪番制が整備され救急体制は安心

　地域医療構想は、"医療供給体制の適正化"のために病床数の検討に重点が置かれています。しかし、救急体制は安心なのでしょうか。

　「第 15 回みえ労連・自治体アンケート」では、29 市町に「救急医療は、安全安心な体制ですか」と聞きました。回答結果は、四日市市と松阪市エリアの 6 市町のみが「迅速な体制が確立されている」と答え

図表3-3-6　救急医療は、安心・安全な体制ですか

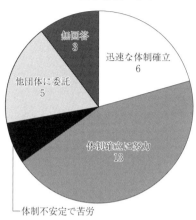

（出所　第15回みえ労連・自治体アンケート）

図表3-3-7　医療費地域差指数（2017年度）

市町村国民健康保険＋後期高齢者医療制度

市区町村	地域差指数（一人当たり年齢調整後医療費）			
	計	入　院	入院外	歯　科
津　　市	0.955	0.951	0.965	0.899
四日市市	0.934	0.877	0.990	0.902
伊　勢　市	0.891	0.813	0.959	0.938
松　阪　市	0.964	0.952	0.978	0.947
桑　名　市	0.944	0.902	0.982	0.953
鈴　鹿　市	0.948	0.901	1.000	0.859
名　張　市	0.881	0.805	0.943	0.963
尾　鷲　市	0.977	0.964	1.013	0.722
亀　山　市	0.902	0.890	0.918	0.852
鳥　羽　市	0.860	0.861	0.867	0.778
熊　野　市	0.943	1.074	0.850	0.592
いなべ市	0.981	1.028	0.949	0.862
志　摩　市	0.852	0.792	0.909	0.866
伊　賀　市	0.936	0.861	1.022	0.794

（出所　厚労省医療費の地域差分布より作成）

ました（図表3-3-6）。両地域は、救急輪番制が整備されていること、1次救急での休日・夜間対応が整備されていることが要因と考えられます。

　③地域の医療費は全国平均以下

　地域の医療費はどうでしょうか。中規模の3つの病院が集中し医師が多ければ、医療費は高くなるのでしょうか。

　図表3-3-7のように、松阪市は医療費の地域差指数は0.964と全国平均（1.00）より低いのです。

　そもそも三重県は医療費の地域差指数の低い県であり、無理に病床を減らす必要性は薄いのです。

　④看護・介護人材は地域経済の柱

　急激に進む超少子高齢化のもとで、今後、看護師不足が予想されます。子どもの絶対数が少ないため、看護師の養成数も限界があるので

す。地方の中小自治体病院では、若い看護師が勤務せず、看護師の平均年齢が高い病院も多く、看護師が定年退職すると医療を提供できなくなるという病院も少なくありません。

一方、地域経済という点では、医療・福祉分野の就業者は地域で増加要因になっています。看護・介護人材は地域の雇用を支え、地域経済を支える産業として、経済波及効果は公共事業に近い水準で高いことが指摘されています（日医総研 WP　NO.360「2016 年度の社会保障関係予算と診療報酬改定および経済成長との関係」等、参照）。

県内の自治体は国の政策に従い「人口ビジョン」「地方創生総合戦略」を作成しましたが、ほとんどの自治体の計画は医療・介護人材の不足を試算していませんし、医療・介護が地域の重要産業である視点が弱いのです。企業城下町でない松阪地域こそ、本格的少子高齢化時代において自治体病院や介護職場の存在意義を再定義する時期だと考えます。

⑤自治体病院の存在意義を再確認する

本格的少子高齢化は、わが国や自治体に大きな影響を与えることになるでしょう。これからの時代に、自治体病院はどのような存在意義があるのでしょうか。

自治体病院協議会は、倫理綱領として「自治体病院は、都市部からへき地に至るさまざまな地域において、行政機関、医療機関、介護施設等と連携し、地域に必要な医療を公平・公正に提供し、住民の生命と健康を守り、地域の健全な発展に貢献することを使命とする」とホームページに掲げ、経営基盤の確保とともに公共性を強調しています（公益社団法人全国自治体病院協議会：https://www.jmha.or.jp/jmha/）。そして、行動綱領として、次の５つをあげています。

　ⅰ．地域医療の確保に努める。

　ⅱ．質の高い医療の提供に努める。

　ⅲ．患者中心の医療の推進に努める。

　ⅳ．医療安全の徹底に努める。

　ⅴ．健全経営の確保。

あらためて、その意義を再確認したいと思います。

　さらに自治体病院の運営には、病床利用数×75.0万円（2018年度）の普通交付税措置があります。病棟の整備、医療機器の設置に関する企業債に対する普通交付税措置（再編の場合、元利償還の40％）などの財政措置があります。それは、地域医療に自治体として責任を持つ、自治体病院を運営し災害時にも市として責任を持つことが必要だからです。

　⑥統合・再編事例では吸収された病院の動向に注目

　在り方検討会において全国の自治体病院の統合・再編の事例が成功例として紹介されています。その一つが山形県の日本海総合病院です。問題は統合された側の規模縮小です。統合前の「県立日本海病院」は、528床・25科・医師72人が、統合後は、646床・25科・医師115人と大規模化し、規模の効果等で医師も増加し、患者の増加で経営状況は良好です。一方、酒田市立酒田病院は、400床・15科・医師40人が、統合後は、114床（▲286床）、2科（▲13科）・医師4人（▲36人）と激減しました。経営も日本海総合医院に依存しています。医療スタッフも激減です。救急や災害対応などに対応できるレベルとはいえないでしょう。

　⑦地域包括ケアシステムの構築は「後回し」

　地域医療構想に基づく地域の病床検討は、2015年3月の「新公立病院改革ガイドライン」とリンクし、公立病院に集中して病床削減や機能転換を推進することになってきています。

　しかし、地域医療構想は、地域での医療・介護の受け皿である「地域包括ケアシステムの構築」とセットになって説明され、「三重県地域

医療構想」にも、「在宅医療や地域包括ケアシステムにかかる体制整備を進めていくことが重要であり、さまざまな関係機関及び他職種が連携していく必要があります」と明確に記述されています。実際に病床削減で病床から押し出され退院した患者・地域住民の行き先がなければ安心して暮らすことができません。

今回の松阪市民病院の検討においては、「地域包括ケア病床を中心とする病院」への大転換が提案されているものの、具体的プロセスや検討は不十分で、「地域包括ケアシステムの構築」との関連も含め、将来像が描かれているとは言えません。地域医師会、介護事業者をはじめ、医療・介護従事者、地域住民の意向や実情を反映した丁寧な検討が必要です。

⑧市民アンケート、松阪市民病院の整備は「総合病院」へが多数

松阪地域では、市民団体と労働組合が、地域医療構想の検討がはじまる前から介護事業所の全数訪問、地域医療・介護シンポの開催等を行ってきました。松阪市民病院のあり方検討会についても、2018年1月20日「どうなる・どうする松阪市民病院」を開催し、市・病院当局の拙速な統合検討に一旦はストップをかけてきました。

さらに、2019年5月18日から27日の間、「地域住民の医療・介護の実態や課題、要求を明らかにすること」、「市民病院問題の打開と地域医療と介護の充実をめざす共同の運動を広げる契機とする」ため、市民アンケートを実施しました。

調査対象は、松阪市民で、調査方法は、新聞折り込み及び配布回収調査で、回収結果は、配布枚数：新聞折り込み12000枚、団体配布：2000枚で、回収枚数：511枚（回収率：3.7％）、有効回答：475枚でした。集計結果から、市民の「松阪市民病院の整備方向」への意向を紹介します。

松阪市民病院の整備方向については、「総合病院」71.8％、「長期入

図表 3 - 3 - 8　松阪市民病院の整備（複数回答）　N=475

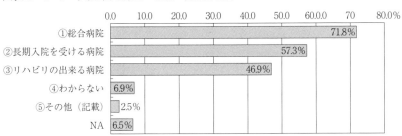

（出所　2019 年 5 月　松阪市民アンケート・実行委員会）

院を受ける病院」57.3％、「リハビリの出来る病院」46.9％ でした（図表 3 - 3 - 8）。7 割を超える市民が「総合病院」としての存続の必要を選択していることが判りました。

　地域医療構想と在り方検討会においては、松阪市民病院の整備方向が専門家の委員等で検討が進んでいますが、市民の参加はありません。市民病院は市民の命を守る財産でもあります。市民の納得をどのように進めるのかが問われます。

　⑨再編・統合では「経営形態の変更」「病院職員の身分保障」が課題

　2020 年 1 月 9 日の第 6 回在り方検討委員会では、第 5 回での「地域包括ケア病床を中心とする病院」への選択を受けて、「機能分化・連携の確実な実現、雇用の確保、経営の安定」の検討が行われ、報告には経営形態の選択として「民間病院との統合」と「指定管理制度を活用」が最もメリットがあるいうと記載もあります。

　指定管理制度による職員の身分変更について触れておきます。指定管理制度とは、2003 年 9 月の地方自治法の改正で導入され、県内でも県立志摩病院などで導入されました。経営的には成功事例も失敗事例もありますが、問題は職員身分の変更です。正規職員は分限免職（民間では「解雇」）、非正規職員の雇い止めが発生します。新法人への再雇用になっても、労働条件の大幅な切り下げの問題があります。松阪

市は、退職金、医療職員の事務職員への転職などで市財政の大きな負担が10年以上続くでしょう。また、民営ですから、地域医療の後退、患者負担の増、指定期間後に受け皿が無くなり病院休止も危惧されます。経営形態については、慎重な検討が必要です。

4　医療・介護の地域政策・運動の課題

　以上、三重県の地域医療構想と、松阪区域を事例に公立・公的病院の再編・統合をめぐる論点を検討してきましたが、最後に、医療・介護の地域政策・運動の課題を三重県の経験から整理しておきます。

事実とデータ（調査）が運動の出発点

　みえ労連（地方労連）は、15回にわたり、「みえ労連・自治体（病院）アンケートと懇談」を実施してきました。労働運動では、運動は調査からとのキーワードがありますが、みえ労連の先人は、手間暇かけ調査と集計を行い、全自治体（病院）幹部との懇談を進めてきました。懇談は団交ではなく、自治体のありようと課題をお互いが認識し共有する関係ができています。

　地域医療構想についても、調整会議の傍聴を行い「傍聴記録」を作成し、講演会やシンポには行政担当者や幹部に出席いただきながら、対話と共感・共同を大事にしてきました。

　松阪地域の再編・統合においても、地域の実行委員会は、「松阪地域の医療・介護に関する市民アンケート」を実施し、受診動向や病院整備への市民の思いを調査し報告書にまとめて公表しています。

　きびしい医療費・社会保障費の抑制政策が続くなか、私たちが地域で医療保障・介護保障をつくる視点をもとに、冷静に客観的事実を踏まえ、政策形成に関わることが重要だと考えます。

地方議会と議員の役割発揮への期待

　公立・公的病院の再編・統合は、地域住民の健康と命の問題であり、

再編・統廃合が具体的となった時点で地方議会の検討課題になります。義務付け・枠付けの緩和などにより、地方自治体の条例制定権が広がることに伴い、政策を提言し行政を監視する地方議会の役割と責任は益々大きなものとなっています。個々の議員の質問自体も重要な役割を果たしていますが、重要政策については、議会が組織・機関として取り組み、職員にできない視察・研修会や現場に入ることによる情報収集力を使い、政策提言や報告書の作成・公表等をすれば争点明確化機能のより一層の強化につながります。

　また、自治体病院の事業会計、国保事業会計の決算審査は議会の権限でもあり、国・都道府県の関与が強まるなかで、住民目線での情報開示や審査は重要な役割を果たします。

「医療・介護総がかり」のチャンス

　最後に、これからの運動をどうつくっていくかという点です。医療・介護を改善する運動にとって、今回の再検証問題など厳しいときほどチャンスと考えましょう。

　今後の課題は、全県を見渡しての医療・介護関係団体の皆さんとの共同の拡大・強化です。これまで三重では、全県的に医療・介護の学習会などを年に1回は取り組んできましたが、その都度、実行委員会を立ち上げてきました。今後は、実行委員会に参加をいただいた労働組合・社保協等の皆さんと、専門家・大学の先生方にも参加いただきながら、共同のネットワークを日常的な組織にする時期です。

　また、全県的なネットワークの形成と共に、各地域で医療・介護を考え、調査し、提案・運動する組織の形成が待たれています。改善の運動をさらに強化するチャンスです。医療・介護関係の労働組合が共同して役割を発揮することが求められています。

4　愛知県の実態から考える大都市圏域における地域医療構想の問題点

長尾　実

··

1　愛知県の病院病床の実態と地域医療構想

愛知県の病床数

　愛知県における病床は、図表3-4-1のような特徴をもっています。県全体では「既存病床数」[1]が医療法に基づく「基準病床数」[2]に対し8758床過剰（図表3-4-1のD）となっており、県内の11医療圏全てが過剰となっています。しかし、「既存病床数」と医療構想における「必要病床数」[3]の比較では、1237（同図表のG）床の不足となっています。地域医療構想が策定された時点では、1202床の過剰でしたが、その後の経過で11医療圏のうち9医療圏で既存病床数が減少し、8医療圏では必要病床数に対し病床不足地域となりました。また、「基準病床」と「必要病床数」の関係では、基準病床数は県全体で9995床（同図表のH）も必要病床数を下回り、11医療圏すべてでマイナスとなっています。

1　「既存病床数」―開設許可（増床を含む）を行う際に、基準病床数と比較し、病床過剰地域か否かを判断する際の基準となる病床数。「許可病床数」（都道府県から使用許可を受けた病床）から職域病院等で特定の者が利用する病床を除いた病床数。

2　「基準病床数」―昭和60年医療法における「医療計画」第一次改正において、「医療計画制度」を導入し、二次医療圏ごとに必要病床数を設定。平成12年第四次改正において「基準病床」へ名称を変更。現時点において医療提供体制の整備のため必要とされる病床数であり、「一般病床」と「療養病床」に分けて全国統一の算定式によって決められる必要病床数。

3　「必要病床数」―「地域医療構想」において、医療需要の変化に応じた将来（2025年）における病床の必要量（必要病床数）を定めたもの。具体的には、高度急性期、急性期、回復期、慢性期の4機能区分ごとに必要病床数が算定される。

　一方、医療機関が毎年報告する「病床機能報告」の 2018 年度報告
では、引き続き「必要病床数」に対し県全体では 712 床（同図表の L）
の過剰で、内訳は「高度急性期」4120 床過剰、「急性期」3632 床過剰、
「回復期」11867 床不足（すべての構想区域で不足）し、「慢性期」で
は 3200 床の過剰です。

都市部・名古屋と過疎地域・東三河の実態

　構想区域単位でみると、5 つの構想区域は病床不足と予測されてい
ます。名古屋市を含む「名古屋・尾張中部」は、「既存病床数」が「基
準病床数」を 3065 床（同図表の D）もオーバーしている地域であるに
もかかわらず、「必要病床数」と「病床機能報告」の 2025 年予定病床
数では 235 床（同図表の L）不足する予測となっています。大都市圏の
人口増加地域、もしくは人口が横ばいで高齢化率が急増する構想区域
では、病床整備問題は深刻です。

　一方、「東三河北部」は 198 床（同図表の L）過剰、過剰率は 42.6％
と予測されます。また「東三河南部」は 1512 床（同図表の L）の過剰
（過剰率 22.5％）となり、県全体の過剰 712 床（同図表の L）（過剰率
1.2％）の 2 倍強もの過剰となります。

　つまり、愛知県における地域医療構想の「必要病床数」との関係で
課題となるのは「東三河北部」及び「東三河南部」構想区域における
病床過剰が主要な問題であり、他は、大幅に不足する「回復期」への
病床機能転換が主な課題となります。

　現に、「東三河北部」に位置する東栄町国保東栄病院は、公立病院で
あるにもかかわらず、医師の確保は困難として、経営赤字の改善計画
「新公立病院改革プラン」が策定できず、回復期 40 床を有する病院か
ら「無床診療所」へと転換を余儀なくされています。ここでは、地域
唯一の人工透析患者の受け入れを廃止し、患者は遠方へ通院せざるを
得ない状況が明らかとなり、過疎地の医療を守れと大きな問題となっ

図表 3 - 4 - 1　愛知県「地域保健医療計画」における既存病床数・基準病床数・必要

市町村	二次医療圏 (地域医療 構想区域)	2017/10 「既存病床数」	2018/3策定 「基準病床数」	「既存病床数」 と「基準病床 数」の差	病床機能区分	2025年 必要病床数
	A	B	C	D＝B－C	E	F
名古屋市 清須市 北名古屋市 豊山町	名古屋・ 尾張中部	20,976	17,911	3,065	高度急性期	2,885
					急性期	8,067
					回復期	7,509
					慢性期	3,578
					不明	
					介護保険施設等	
					計	22,039
新城市 設楽町 東栄町 豊根村	東三河北部	450	229	221	高度急性期	19
					急性期	103
					回復期	70
					慢性期	75
					不明	
					介護保険施設等	
					計	267
豊橋市 豊川市 蒲郡市 田原市	東三河南部	6,468	4,139	2,329	高度急性期	537
					急性期	1,633
					回復期	1,587
					慢性期	1,457
					不明	
					介護保険施設等	
					計	5,214
県全体		56,536	47,778	8,758	高度急性期	6,907
					急性期	20,613
					回復期	19,480
					慢性期	10,773
					不明	
					介護保険施設等	
					計	57,773

病床数と「病床機能報告」の関係（11構想区域の一部抜粋）

「既存病床数」と「必要病床数」の差 G＝B－F	「基準病床数」と「必要病床数」の差 H＝C－F	2014年 I	2018年 J	差引増減 2014年〜2018年の5年間増減 K＝J－I	必要病床数との差異 L＝J－F	2018/7の病床機能報告の計画 2025年の計画（2018年機能報告）M	必要病床数との差異 N＝M－F
		6,611	6,009	▲602	3,124	5,909	3,024
		8,958	7,926	▲1,032	▲141	7,578	▲489
		1,822	2,928	1,106	▲4,581	3,371	▲4,138
▲1,063	▲4,128	4,007	4,448	441	870	3,913	335
			493	493	493	312	312
						488	488
		21,398	21,804	406	▲235	21,571	▲468
		0	0	0	▲19	0	▲19
		227	158	▲69	55	144	41
		0	67	67	▲3	67	▲3
183	▲38	268	211	▲57	136	100	25
			29	29	29	59	59
						95	95
		495	465	▲30	198	465	198
		880	739	▲141	202	739	202
		2,415	2,376	▲39	743	2,421	788
		470	640	170	▲947	640	▲947
1,254	▲1,075	2,672	2,862	190	1,405	2,573	1,116
			109	109	109	0	0
						343	343
		6,437	6,726	289	1,512	6,716	1,502
		13,763	11,027	▲2,736	4,120	11,052	4,145
		24,504	24,245	▲259	3,632	23,662	3,049
		5,185	7,613	2,428	▲11,867	8,568	▲10,912
▲1,237	▲9,995	12,779	13,973	1,194	3,200	12,418	1,645
			1,627	1,627	1,627	1,089	1,089
						1,416	1,416
		56,231	58,485	2,254	712	58,205	432

（出所　「第7次愛知県地域保健医療計画」及び、各年度「病床機能報告」から作成）

図表3-4-2　2017年度「病床機能報告」を「国の量的基準で試算」した結果

4機能区分	2025年必要病床数	2017年度病床機能報告		2017年度病床機能報告を国の定量的基準で試算		
		病床数	必要病床数との格差	病床数	必要病床数との格差	病床報告との格差
高度急性期	6,907	11,033	4,126	6,133	▲ 774	▲ 4,900
急 性 期	20,613	25,541	4,928	20,237	▲ 376	▲ 5,304
回 復 期	19,480	6,553	▲ 12,927	16,613	▲ 2,867	10,060
慢 性 期	10,773	13,778	3,005	13,291	2,518	▲ 487
そ の 他		1,386	1,386	2,017	2,017	631
合 　 計	57,773	58,291	518	58,291	518	0

（出所　平成30年度愛知県医療審議会「地域医療構想推進委員会の活性化のための地域の実情に応じた定量的な基準について」資料1より）

ています。

　地域医療構想は、病床削減を通じて医療費削減をねらっていますが、建前としては、各構想区域において、医療分野ごとに役割分担を明確にすることで競争による共倒れを回避し、地域における必要な医療を確保することが大前提とされてきました。

　しかし、実際には、公立・公的医療機関が本来担う不採算医療や地域に不足する医療を確保するのではなく、医師の確保が困難だから赤字経営になるという予測をもとに病床削減にお墨付きを与える根拠として地域医療構想が利用されています。

病床機能報告を「国の定量的基準」で試算すると必要病床数に近い

　こうしたなかで、2017年度病床機能報告（医療法に基づき一般病床・療養病床をもつ病院が病棟ごとに4つの機能の選択を都道府県に報告する）の結果にそって、県が「国の定量的基準」で試算した結果が公表されました（図表3-4-2）。それによると、「高度急性期」が6133床、「急性期」が20237床、「回復期」が16613床、「慢性期」が13291床で、限りなく「必要病床数」に近い試算結果が示されることとなりました。と

りわけ、この定量的基準を当てはめることにより大幅に不足する「回復期」病床が飛躍的に増え、愛知県では約 2.5 倍に評価されています。

　ただし、愛知県では、「データ抽出機関が 6 月の 1 ヵ月分のみで季節変動が反映されない」として「本県においては参考にとどめておくべきもの」とされています。

　再検証と名指しされた 424 病院の公表リストの診療実績は、まさにこのデータにより分析評価されたものです。

2　「名指し対象 424 病院」から外された「隠れ名指し 55 病院」

　厚生労働省から見直し対象として名指しされた 424 病院における診療実績データを人口規模で 5 つに分類し、グループの中で比較分析を行いました。

　人口 100 万人以上の構想区域グループは 25 ヵ所です（図表 3 - 4 - 3）。その中で、A)「診療実績が特に少ない」9 領域すべてに該当し、名指し対象とされた医療機関が 26 ヵ所、B)「類似かつ近接」の 6 領域すべてに該当し、名指し対象とされた医療機関が 80 ヵ所と分析結果が公表されました。

　しかし、「人口 100 万人以上の構想区域に所在する公立・公的医療機関等は、類似の状況にある医療機関が多数に及ぶことから別に整理が必要なため、今回は『類似かつ近接』に係る再検証は要請せず、今後、必要な検討を行うこととする。ただし、分析結果は公表する」として、名指し病院指定を外しました。結局、A) の 9 領域すべて該当医療機関は名指しし、B) の 6 領域すべて該当病院は、A) と B) の両方で該当は A) で名指しされ、B) のみの該当病院 55 ヵ所は名指し指定されませんでした。いわば、「隠れ名指し病院」ということになります。55 ヵ所の病院は 20 の構想区域にあり、とりわけ「名古屋・尾張中部」構想区域には 7 ヵ所も存在し、A) 領域で名指しされた 3 ヵ所

図表3-4-3　大都市の構想区域で再検証の対象にならなかった病院数

都道府県	整理区分番号	構想区域	人口区分	検証対象病院数	A)「診療実績が特に少ない」9領域に該当	B)「類似かつ近接」の6領域該当施設数	「対象医療機関」の未公表病院数	「未公表病院数」を足した実質名指しリスト数
北 海 道	104	札　　　幌	1	14	0	5	5	5
宮 城 県	403	仙　　　台	1	18	4	6	3	7
埼 玉 県	1103	東　　　部	1	4	0	0	0	0
	1104	さ い た ま	1	6	1	1	0	1
千 葉 県	1202	東 葛 南 部	1	6	0	2	2	2
	1203	東 葛 北 部	1	3	0	1	1	1
東 京 都	1302	区 南 部	1	6	0	1	1	1
	1303	区 西 南 部	1	9	0	2	2	2
	1304	区 西 部	1	8	0	1	1	1
	1305	区 西 北 部	1	6	0	0	0	0
	1306	区 東 北 部	1	2	0	0	0	0
	1307	区 東 部	1	7	2	3	1	3
	1309	南 多 摩	1	5	0	2	2	2
	1311	北多摩南部	1	7	1	1	0	1
神奈川県	1412	横　　　浜	1	23	2	7	5	7
愛 知 県	2313	名古屋・尾張中部	1	20	3	10	7	10
京 都 府	2604	京都・乙訓	1	13	1	2	1	2
大 阪 府	2701	豊　　　能	1	10	1	4	3	4
	2703	北 河 内	1	5	0	1	1	1
	2708	大 阪 市	1	17	1	4	3	4
兵 庫 県	2801	神　　　戸	1	15	2	5	3	5
	2811	阪　　　神	1	12	1	5	4	5
広 島 県	3401	広　　　島	1	13	3	7	4	7
福 岡 県	4001	福岡・糸島	1	12	0	3	3	3
	4012	北 九 州	1	17	4	7	3	7
				258	26	80	55	81

注　病床機能報告に基づく、公立・公的医療機関の「急性期」病床の機能評価における、B)「類似かつ近接」する6領域に該当する病院の内、人口区分1「100万人以上」に該当し、病院名公表（再検証要請対象医療機関）とならなかった病院数と、実質名指し病院数
（出所　第24回地域医療構想推進に関するWG参考資料1-2より集計）

と合わせれば、事実上の該当病院は 10 ヵ所となります。これは、339
ある構想区域の中で、最大ということになります。また、424 ヵ所の
名指し病院に 55 ヵ所の隠れ名指しを足せば、該当病院は全国で 479 ヵ
所とさらに拡大します。

　人口 100 万人以上の構想区域では、「類似の状況にある医療機関が多
数に及ぶ」から別に整理し、名指し公表を行わないという説明は、人
口 100 万人未満の構想区域であっても「類似の状況にある医療機関が
多数に及ぶ」構想区域があった場合には、合理的な説明・根拠とはな
らず、なぜ、名指し対象から外したのかの理由とはなりません。診療
実績の分析を行なった元データが公表されず、評価結果のみの公表で
は、データの信ぴょう性も、分析結果の信ぴょう性も無いに等しいも
のとなってしまいます。

　名指しされた病院の問題とともに、隠れ名指し病院は、分析結果だ
け公表され、放置されるのでは、不安を増幅させるだけです。

3　大都市圏の医療構想区域

　「地域医療構想」における「構想区域」は、全国で 339 区域となって
います。これは、「地域保健医療計画」における「二次医療圏」（全国
で 335 ヵ所）とほぼ同区域を構想区域としていますが、構想区域を策定
する過程で、大都市圏には「二次医療圏」の圏域を合併してより広域
での「構想区域」としたところがあります。具体的には、構想区域人
口の多い順に、①横浜市—3 つの医療圏を合併した「横浜」構想区域
（人口 372 万人）、②大阪市—「大阪市」構想区域（人口 269 万人）、③名
古屋医療圏と尾張中部医療圏を合併した「名古屋・尾張中部」構想区
域（人口 246 万人）、④「札幌」構想区域（人口 238 万人）、⑤東京都「区
西北部」構想区域（人口 192 万人）、⑥兵庫県の阪神南医療圏と阪神北
医療圏を合併した「阪神」構想区域（人口 176 万人）です。

　人口246万人を有する「名古屋・尾張中部」構想区域（現在では二次医療圏も同様に合併）は、もともと「名古屋医療圏」と「尾張中部医療圏」に分かれていました。名古屋医療圏でも、人口230万人を抱え、医療機関は地域的偏在という問題を抱えています。2013年には、名古屋市立守山市民病院（守山区）が民間に移譲される中、守山区（人口17万人）内唯一の産科病床がなくなってしまいました。産科病床廃止の理由は、名古屋医療圏内の産科は足りているという理由です。尾張中部医療圏は、名古屋市北部に隣接する地域で人口16万人の人口増加地域であるにもかかわらず、医療機関が少なく医療資源が乏しい地域です。ここは、二次医療としては多数の解決困難な課題を抱えていました。愛知県は、市内に医療資源が集中し、全体としては問題がない名古屋医療圏と合併させることにより、尾張中部医療圏に内在する様々な問題を覆い隠してしまいました。策定された「地域医療構想」でも、改訂された「地域保健医療計画」でも、尾張中部医療圏に医療資源が乏しいとの指摘はされても、「構想区域・医療圏」としてどの様に充実・改善していくかの具体策は何もありません。

　地域医療の拡充・強化の課題は、人口や面積、地理的条件、公共交通をはじめとした移動手段の問題など様々な要因が絡み合っています。しかし、一番少ない人口の鳥取県（人口57万人）が県内を3つの構想区域（二次医療圏も同様）に分けて地域医療構想を具体化し地域医療の拡充強化に向けて対応していることや、人口10万人未満の構想区域が全国に80区域（図表3-4-4）もあり、それぞれに地域医療構想にそって計画が策定されていることを考えても、人口100万人を超える大規模都市部（全国に25区域）における地域医療構想はもっと細分化したきめ細かな医療政策が必要です。

　三重県の「地域医療構想」では、4つの二次医療圏をさらに細分化し8つの構想区域を設定した地域医療構想を策定しています。どちら

図表 3-4-4　人口規模別「構想区域数」

	10万人未満	10〜20万人	20〜50万人	50〜100万人	100万人以上	合　計
構想区域数	80	77	102	55	25	339

（出所　第24回地域医療構想に関するWG資料1より）

　の構想がより住民に身近な具体的な計画であるかは明らかではないでしょうか。

4　大都市圏における病床問題

「既存病床」「基準病床」「必要病床」の関係

　地域医療構想自体は、医療費削減を目的に病床削減をすすめる計画です。病床数を削減する根拠としては、人口減少をほぼ唯一の理由としています。しかし、47都道府県単位や339構想区域単位のすべての地域で人口が減少するわけではなく、東京一極集中という人口移動が絡み合って、問題は複雑です。

　病床の指標は様々ありますが、「既存病床」と「基準病床」、「必要病床」の関係で、病床管理を見ていくと、6パターンの分類（図表3-4-5）ができます。

　A）「既存病床数」＞「基準病床数」＞「必要病床数」
　B）「既存病床数」＞「必要病床数」＞「基準病床数」
　C）「基準病床数」＞「既存病床数」＞「必要病床数」
　D）「基準病床数」＞「必要病床数」＞「既存病床数」
　E）「必要病床数」＞「既存病床数」＞「基準病床数」
　F）「必要病床数」＞「基準病床数」＞「既存病床数」

　この関係を都道府県単位で分類すると、A-12、B-24、C-1、D-1、E-8、F-1となります（図表3-4-6）。全国合計の分類はBパターンとなります。このなかで「必要病床数」が一番多いE、Fのパターンは都道府県単位では東京都をはじめ大都市圏です。沖縄県も人口

図表 3 - 4 - 5　病床管理 3 基準の相互関係分類における「都道府県」「335 二次医療圏」の分類

分類形式	3 基準のパターン分類	都道府県数	都道府県名	335「二次医療圏」別分類
A	既存病床数＞基準病床数＞必要病床数	12	青森、岩手、秋田、山形、福島、新潟、富山、長野、岐阜、鳥取、島根、宮崎	83
B	既存病床数＞必要病床数＞基準病床数	24	北海道、茨城、栃木、群馬、石川、福井、山梨、静岡、三重、滋賀、奈良、和歌山、岡山、広島、山口、徳島、香川、愛媛、高知、佐賀、長崎、熊本、大分、鹿児島	147
C	基準病床数＞既存病床数＞必要病床数	1	兵庫	20
D	基準病床数＞必要病床数＞既存病床数	1	宮城	3
E	必要病床数＞既存病床数＞基準病床数	8	千葉、東京都、神奈川、愛知、京都、大阪、福岡、沖縄	53
F	必要病床数＞基準病床数＞既存病床数	1	埼玉	24
計		47		330

＊全国合計の分類形式は＝B　　　　　　　　　　　　　　＊分類外 5

（出所　47 都道府県の「地域保健医療計画」より作成）

増加県として E に分類されます。

　本来の病床管理は、「二次医療圏」単位で行われるため、全国 335 二次医療圏での分析が必要となります。それによると、A - 83、B - 147、C - 20、D - 3、E - 53、F - 24、分類外 5（分類外は＝となる関係のところ）という内訳になります。E、F のパターンは主に大都市圏、具体的には東京圏や政令都市、県庁所在地含む地方の大都市などです。また、C、D パターンの「基準病床数」が最大、つまり、既存病床が少ない二次医療圏が 23 もあります。「医療計画」は第 7 次まで策定されていますが、なお既存病床数が計画に満たない地域の病床確保には具体的手立てが講じられず、今日まで放置されています。その一方で、地

域医療構想による必要病床数への病床削減は、これほどの計画とそれを実行に移すための予算手段が講じられていることとの政策矛盾を指摘せざるを得ません。

　6パターンの病床管理は、都道府県単位で考察すると次のように予想されます。①A、Bパターンでは「既存病床数」が最大のため、新規増床は認められず、地域医療構想による「必要病床数」へ向けた病床削減や機能転換への圧力が強く進められると予想されます。②C―都道府県単位では兵庫県のみであり、「基準病床数」に満たないために、増床の認可はされるはずであるが、「必要病床数」を「既存病床数」が超えているので、4機能区分の足りていない「回復期」の増床に限られるのではないか、と予想されます。③D―宮城県のみが該当し、「基準病床数」までは増床できるが、「必要病床数」を

図表3-4-6　335二次医療圏別6パターン分類

都道府県	A	B	C	D	E	F	計	分類外
北海道		17			4		21	
青　森	3		2		1		6	
岩　手	7		2				9	
宮　城			3			1	4	
秋　田	4	2	2				8	
山　形	3	1					4	
福　島	6						6	
茨　城		8			1		9	
栃　木	1	3			2		6	
群　馬	1	7			2		10	
埼　玉		3				7	10	
千　葉	3	2			1	3	9	
東　京		1	1	2	5	4	13	
神奈川	2		1		3	3	9	
新　潟	2	3	2				7	
富　山	4						4	
石　川	1	3					4	
福　井		3			1		4	
山　梨	1	3					4	
長　野	7		2			1	10	
岐　阜	3	1	1				5	
静　岡	3	4			1		8	
愛　知		3			8		11	
三　重		3					3	1
滋　賀	1	5		1			7	
京　都			1		1	1	3	3
大　阪					8		8	
兵　庫	1		3			4	8	
奈　良	1	4					5	
和歌山	3	3			1		7	
鳥　取	2	1					3	
島　根	6						6	1
岡　山	1	4					5	
広　島		5			2		7	
山　口	1	7					8	
徳　島		3					3	
香　川	1	2					3	
愛　媛		6					6	
高　知		3			1		4	
福　岡		7			6		13	
佐　賀	2	3					5	
長　崎	4	4					8	
熊　本	1	9					10	
大　分		5			1		6	
宮　崎	5	2					7	
鹿児島	2	6			1		9	
沖　縄	1	1			3		5	
全国計	83	147	20	3	53	24	330	5

（出所　47都道府県の「地域保健医療計画」より作成）

超える増床は認められないのではないか、と予想されます。④E―大都市圏中心とした8都府県が該当します。「既存病床数」が「基準病床数」を上回っているため、新たな増床は認められません。しかし「必要病床数」が最大であるため、このままでは2025年に向けては必要病床数の不足が生じてしまうために、何らかの対策を講じる必要があります。⑤F―埼玉県が該当し、「既存病床数」が最低のために、「既存病床数」までは増床が認められますが、Eと同様に「必要病床数」が最大で、さらなる増床が必要となります。

E・Fの都府県では、2025年「必要病床」の達成に向けては、病床削減ではなく、病床数を増やさなければなりません。すなわち、既存の医療機関での増床や、新たに医療機関の増設などが必要となります。病床を削減するにもある程度の期間とそのための必要経費が課題となりますが、病床の増加、ましてや病院の新設となれば一定の期間も、必要な費用も莫大となり、簡単に計画できるものではありません。こうした将来に向けて必要病床が足りない都府県では、増床に向けて病院の建て替え等に当たって増床分に補助金を上乗せしたり、あの手この手の対策が行われています。こうした流れの中で、民間医療法人や医療経営コンサルタントが積極的に動いています。

大幅な増床が必要となる大都市圏の動き

分類パターンF（必要病床数＞基準病床数＞既存病床数）の埼玉県では、第7次地域保健医療計画で既存病床数が基準病床数を下回る7つの二次医療圏で病床の増設が必要となることから、県が合計1638床の増設を公募したところ、57機関3141床の公募があったことが明らかにされています（平成30年度第1回埼玉県医療審議会）。

東京一極集中が進む中で、既存病床数が必要病床数を下回る首都圏の各構想区域では、今後も病院・病床需要が減ることはなく、絶好の医療進出、拡大地域であるとして、とりわけ、一定の財力と経営のノ

ウハウを兼ね添えている大規模病院グループ・複合体が病院の M&A も繰り返しながら増殖して行く傾向が見てとれます。例えば、「カマチグループ」（社会医療法人財団池友会と一般社団法人巨樹の会）は、発足は下関市、北九州市で、福岡県、山口県、佐賀県を地盤としてきましたが、首都圏（東京、埼玉、千葉、神奈川、栃木など）へ進出。東京周辺で大幅に足りない「回復期」病床の増設に特化し、相次いで「回復期リハビリ病床」に特化した病院の増床、新設、M&A を行い、急速に勢力を拡大しています（必要病床に大幅に足りていないことから、基準病床を超えている地域でも特例で病床の新設・増設が許可されています）。このグループは、22 病院 4077 床の内、首都圏に 11 病院 1799 床はリハビリテーション 1 科に特化しています（2018 年現在）。地域における手薄な医療機能を充実していくことでは必要なことですが、民間医療法人は、将来にわたって人口が増加、もしくは減らない地域だからこそ事業を拡大するのであって、人口が急激に減少することが予測される地域への進出は行わないでしょう。

　さらには、地域医療構想に沿った病床の運営計画等、一定のノウハウを持った医療経営コンサルタントが医療機関の建設や計画策定に進出する好機となっています。ましてや、「地域医療介護総合確保基金」（地域医療構想にもとづく病床削減や病床機能の転換、再編・合理化などを推進することを目的とする）や特別の補助金が予算措置されるなかで、大規模な民間法人や経営コンサルタントの参入が一層拡大すると見込まれます。

　地域医療構想の実現は、病床の削減で医療費の削減を目的とした計画ですが、その過程においては、事業推進に向けて公立・公的医療機関や民間医療機関を経由して莫大な補助金が民間へ流れていく仕組みでもあることを踏まえ、そこに民間企業・資本がハゲタカのように群がり始めていることを注視する必要があります。「医は仁術」という

格言がありますが、「医は算術」へ国を挙げて変容させようとしていることを見逃してはなりません。

　また、地域医療をめぐる424病院の名指し公表のように、地域医療構想を完遂させようという政策は、厚労省だけではなく内閣を総動員してすすめてきている政策課題とされています。その点では、私たちの運動がそこまで追い込んでいる側面と、政府が総がかりで臨んできているという側面での対抗関係にあり、政権の存亡にかかわる重大事案に発展しているといえます。

5　地域医療構想と「医療ツーリズム」

新成長戦略と医療ツーリズム

　医療ツーリズムが本格的に動き出したのは、2009年12月に閣議決定された「新成長基本戦略」の中で医療と観光の連携を促進していくことが盛り込まれたことから始まりました。経済産業省が「サービス・ツーリズム研究会」を設置するなど各省庁が重点施策と位置付けています。そして、首相官邸に「健康・医療戦略推進本部」が設置され、その下に「医療国際転換タスクフォース」を設置し、政府一体となって「医療の国際展開」を推進する体制づくりが展開されています。日本政策投資銀行の調査によると2020年における医療ツーリズムの市場規模予測は5500億円を超え、医療ツーリストは約43万人と試算されています。これらの構想にいち早く名乗りを上げ体制づくりを推し進めているのが愛知県です。

各県の医療ツーリズム具体化政策

　愛知県は、県知事肝いり施策として2016年度に「あいち医療ツーリズム研究会」「あいち医療ツーリズム推進協議会」を設置し、県の健康福祉部が事務局を担当して、「推進シンポジウム」や「コーディネーター育成研修」「県下全医療機関アンケート調査」などを積極的に推進し

ています。

　また、神奈川県では、2018 年 6 月に「医療法人社団葵会」より「外国人専用医療ツーリズム病院開設計画（案）、病床 100 床、2020 年 7 月開院─老健施設の移転に伴い、改修し東京オリンピック開催前をめざす」が提出される中で、川崎地域医療構想調整会議の中に「医療ツーリズムと地域医療との調和に関するワーキンググループ」が設置され、「中間報告」（2019 年 9 月）が出されました。この検討では、「医療ツーリズムの受け入れは保健医療機関の余力の範囲内を原則とすべき」「医療ツーリズム専門病院の開設は、国によるルールの整備が必要」「医療ツーリズムの需要を踏まえた病床整備は現時点では時期尚早」との判断がされています。これを受けて県知事は、国へ検討の要望を提出しており、国の見解・判断が注目されます。

　岡山県は、2010 年に中国からの観光客を対象とした「医療観光ツアー商品化モデル事業」を開始し、人間ドックや PET 検診等の医療検診と県内観光を組み合わせた医療観光ツアーを支援しています。こうした経緯の中、岡山県津山市の津山中央病院に「国際医療センター」を設置し、外国人の受け皿を開設、中国人医師や専門スタッフを配置して受入れを本格化させています。

　こうした動きは、東京オリンピックや 2025 年大阪万博等に照準を合わせて全国で活発化しています。地域医療構想で全国の病床の 1 割強が「必要病床数」より過剰と予測される中、外国人富裕層をターゲットにした過剰病床の活用、医療機関の拡充強化として 2040 年に向けた自治体戦略とも合致して重点施策としてクローズアップされています。これらの前提にあるのは「国民皆保険制度」を維持し、保険診療体制と地域医療の確保です。しかし、めざす先には、受入れ専門病院、専門病床を確保し、「保険診療」に自由診療の風穴を開けて日本の医療制度を根本から揺るがしかねない方向性があります。「カジノ」ではその

嗜好性、治安問題などから地域の反発が大きく、「医療ツーリズム」は人のいのちと健康に関わることであり、地域の反発や否定する声などの運動は起きにくいということもあります。気が付いた時には、地域医療の置き去り、保険診療の制限、自由診療の拡大へとつながりかねない問題をはらんでおり、今後も国や地方自治体、積極的に推進を狙っている大学病院や民間医療法人の動向を注視していく必要があります。

6 医療における新しい管理、経営手法と地域医療

今日の医療経営管理をめぐっては「KPI」、「PDCA」、「EBPM」、「NPM」、「BSC」等の手法が、あたかも医療の危機を救う救世主のようにもてはやされ、ネット検索ではおびただしい数の項目が検索されます。とりわけ地域医療に関しては内閣府や財務省が、これらの経営管理手法を振りかざし、地域医療構想では、主管となる厚生労働省を縛る役割を果たしています。

財務省の政策

2019年11月1日の財務省「財政制度等審議会財政制度分科会」では、「地域医療構想を実現させるため、KPI（key performance indicator―成果指標）を設けて中間的な達成状況を評価すべき。達成状況が不十分な場合、都道府県知事の権限の在り方を含めて実効性が担保される方策を検討する」と主張されています。さらに「地域医療介護総合確保基金の配分に一定の基準を設けた上で、地域医療構想の実現に向けて積極的に取り組む自治体を支援できるよう大胆にメリハリ付けをすべきと指摘」と報道されています。

形式的な PDCA

PDCAサイクル（plan-do-check-act cycle）は、生産技術における品質管理などの継続的改善手法であり、Plan（計画）→Do（実行）→Check

（評価）→Act（改善）と表されています。「地域医療介護総合確保基金」において、当年度予算の内訳説明とともに、前年度の決算を説明する中でPDCAサイクルを回す方式が取り入れられていますが、そもそも当年度予算（案）による施策は、前年の決算が出る前、前年度中に新たな予算案の計画化を行うため、PDCAサイクルを回すことにはならず、まさに形式的なサイクルにとどまります。

評価手法そのものの是非も問われる

「エビデンスに基づく政策決定」をEBPM（Evidence-Based Policy Making）と言っていますが、今回の公立・公的等医療機関の診療実績等評価の結果における再編リストは、エビデンスとしての基礎データをどの様に処理して評価したのかが問われている問題であり、評価手法そのものの是非も問われるものと考えます。

公共部門の民営化手法

「NPM」（New Public Management）は、公共部門に民間の経営手法を導入するとして2000年代初頭から積極的に導入されてきた手法ですが、それの運用にもさまざまな問題が指摘されています。にもかかわらず、国民の命を守る公立・公的医療機関を狙い撃ちした大リストラ計画がなぜ国主導で進められるのでしょうか。

経営に着目した改善手法にも疑問

経営改善手法の一つとしてBSC（Balanced Scorecard）を導入する病院が増加しています。しかし、経営に着目し、合理的・効率的運営を目指していく手法は、医療の非効率な部分、公的な医療を守る視点を後退させかねません。不採算医療といわれる分野の削減につながりかねません。

　いずれの手法も、個別の医療機関で成功している事例はあったとしても、国の行政機関がその手法をあたかも金科玉条のように扱って全

てに適用しようとすることには無理があります。外国から取り込んだ手法を、都合の良い「和製マネジメント」に改ざんし、それを行政の施策の指標や羅針盤としていくことは大きな問題があります。

7　地域医療を守るために

いま「地域医療構想」は、内閣を挙げた政権の達成目標・公約となっています。つまり、4機能区分ごとの「必要病床数」は必ず達成しなければならない必達事項と化しているのです。そして、その達成を前提に「医師確保政策」「看護師需給推計」「医療費適正化計画」等、医療・介護・社会保障をめぐるあらゆる施策の計画が策定されようとしています。

本来の「地域医療構想」は、住み慣れた地域で「地域包括ケアシステム」を確立し、その拡充強化を求める中で、二次医療圏単位の広域行政として必要な医療機能の役割分担を担い、その事の拡充強化策を検討することが地域医療構想の役割なのです。

「地域医療構想」について、厚生労働省は繰り返し「病床を削減することを目的としたものではありません」と不安を払しょくする約束をしてきました。にもかかわらず、厚生労働省は自治体が計画したその構想について、国自ら「再検証要請」という名指しで病院名を公表するという手法をとりました。これは、自治体に国の政策を押し付けようとするものです。「地域医療構想」は、一旦白紙に戻し、作り直すしかありません。

5　京都の地域医療構想にかかわる諸課題と地域医療実態調査の取り組み

塩見　正

....

　地域医療構想は、医療・介護の提供体制を一体的に「改革」し、都道府県単位で供給をコントロールして医療費を抑制し、医師・看護師など医療従事者の需給計画のベースとなるものとして創設されました。いわば、医療・介護政策の根幹をなすものであり、その登場と同時に私たちは、この地域医療構想とそれに関連した諸施策を重視してきました。

　本稿では、地域医療構想とそれに連動した医師・看護師需給推計、医師確保計画、医療費適正化計画などに関わる京都の政策的取り組みと、府の構想や計画等の特徴や課題について報告します。

1　地域医療構想の問題点を可視化する―独自推計と受療率の分析

⑴　独自推計に取り組み、より明確になった医療需要推計の問題点
地域医療構想の根幹は「医療需要の将来推計」

　地域医療構想に関し、私たちが最初に取り組んだのは地域医療構想の将来推計に関する分析とその対案の模索でした。地域医療構想は、都道府県の医療計画に組み込まれますが、医療計画には、従前から「基準病床数」が掲げられています。基準病床数は、入院医療を整備する単位である二次医療圏や三次医療圏の病床数について、一般・精神・感染・結核など病床種別の基準を定めて開設を規制するものです。一方、地域医療構想の必要病床数は、一般病床と療養病床について「病

床機能の分化・連携」と「慢性期需要の地域差解消」という「政策的前提」を置いた「医療需要の将来推計」を通じて、4機能別に将来の必要病床数を定めます。したがって、この「医療需要の将来推計」こそ、地域医療構想の根幹です。政策的前提を置いた推計の問題に迫ることが、地域医療構想がはらむ問題の核心に迫ることになるものと思います。

　必要病床数の算定方法に批判的であった京都府は、都道府県で構想の策定作業が進められている段階で、データに基づく提案を募りました。そこで、私たちは、医療需要の独自推計に取り組むことにしました。この取り組みは、「地域医療構想の批判的検討」というレポートにまとめ、この中で試みた独自推計は、各県の取り組みにも活用してもらえるよう、簡易な推計ツールを作成し、京都医労連のホームページにアップしました。

　　独自推計の取り組みを通じて医療需要推計の問題点が明らかに

　地域医療構想では、高度急性期・急性期・回復期・慢性期という4機能別の受療率と将来推計人口から、各機能別に医療需要が計算されています。一方、私たちの独自推計では、厚労省の「患者調査」に収載されている京都の受療率と、将来推計人口を計算に用いました。受療率は、［患者数÷人口×10万］で計算される人口10万人当たり患者数で表される指数です。A地域の将来の入院患者数＝医療需要を推計する場合、この受療率にA地域の将来推計人口を掛け合わせれば、将来のA地域の医療需要が推計できます。患者調査の受療率は、都道府県単位で提供されていますので、府内平均の受療状況から、各二次医療圏の医療需要を推計することになります。特に医療資源の不足した地域の需給状況を府平均の水準に置き換え、地域の医療需要を可視化することになります。

　医療は「供給が需要を生む」という側面があります。例えば、山間

へき地や離島で医療機関がなければ、病人は患者になれません。逆に医療の充実した都会では、十分な医療が提供され、供給される医療の質や量に応じて需要も拡大するという側面があるのです。この独自推計の取り組みは、医療供給の地域間格差の問題をより立ち入って検討する契機となりました。

　また、患者調査の受療率を使う計算は、実際の入院医療の状況をそのまま反映し、地域医療構想の「機能分化の促進」や「慢性期需要の地域差解消」を前提としない、現状ベースで将来の医療需要を推計することになります。したがって、現実の受療率を使う医療需要と地域医療構想の医療需要との差は、構想による入院からの患者追い出しの規模を推察するのに役立ちます。独自推計は、地域医療構想によるベッド削減の受け皿となる地域包括ケアを考えるうえでも有意義です。

　そして、この独自推計の取り組みと、京都府が公表した厚労省提供の資料の分析も行うなかで、地域医療構想の将来推計の問題点をより明確にすることができたものと思います。

レセプトベースの推計では医療へのアクセスから疎外されたニーズは
汲み上げられず

　地域医療構想の医療需要推計は、レセプトデータが元になっています。そのデータは、「病床の機能分化」と「慢性期需要の地域差解消」という政策的前提を置いて加工された上で提供され、構想区域単位の推計に用いられています。ここには大きく三つの問題があります。

　第一は、レセプトデータは、受診の結果に基づき医療機関が保険請求を行ったデータに過ぎないということです。そこには、「お金がなくて医療にかかれない」「身近で必要な医療が受けられない」など、医療を必要としながらも、医療にかかれなかったケースの医療ニーズが、需要として反映されません。受診することなく孤独死した人の医療ニーズは需要にカウントされません。救急搬送されても体制が充分でな

く積極的に治療が行えなければ、レセプト点数は低くなり、需要カウントには過小にしか反映されません。経済的事情により手遅れとなってしまうケースでも、本当は必要だったはずの診療ニーズが需要にカウントされません。経済格差や医療の地域格差を背景に、医療へのアクセスから疎外され潜在化した医療ニーズは、レセプトには反映されないということです。

　地域間の提供体制格差と受療率格差は将来にわたり固定化される

　他方で、構想区域単位で集計されたデータには、地域間の受療率の違いはそのままになっています。地域で受療率が異なる要因は様々ですが、なかでも、医療の供給格差から生じる受療格差の是正は、どこに住んでも必要な医療が受けられる医療体制を実現していく上で重要な政策課題です。しかし、地域医療構想の医療需要推計では、各構想区域の4機能別の受療率に将来の人口変動だけが投影され、地域間の供給格差はそのままです。この受療率格差と供給格差の問題は、厚労省が地域医療構想策定のため都道府県に提供したデータを分析することで明確になりました（図表3-5-1参照）。

　京都府が公表した厚労省提供の疾患別データから試算すると、府内の6つの医療圏で脳卒中の高度急性期の医療機関所在地ベースの受療率格差は、2013年で最大3.19倍、2025年は最大3.63倍です（いずれも、京都乙訓／丹後）。つまり、地域医療構想には、地域間の医療提供格差を改善する要素は何一つ盛り込まれていないということです。

　それだけでなく、この試算は、地域間の供給格差が、地域住民の医療格差に直結している実態も可視化するものとなりました。提供体制の脆弱な地域の受療率が、提供体制が充実した地域の受療率よりも、明らかに低い実態を可視化できたのはこれが初めてだと思います。

　結局、地域医療構想は、地域医療の充実を願う地域住民の医療要求と照らしても、すべての国民・地域住民に等しく健康権・受療権を保

図表 3-5-1　供給格差と受療率格差に関わる供給体制の現状と患者数試算

2013 年高齢者人口 10 万人当たり脳卒中患者数／高度急性期・急性期試算
圏域別脳卒中急性期医療機関数及び人口 10 万人対医師数

医療機関所在地ベース		丹　後	中　丹	南　丹	京都乙訓	山城北	山城南
高度急性期	（人/日）	5.7	18.2	9.9	18.2	11.6	7.1
急　性　期	（人/日）	28.6	51.2	42.2	43.0	39.0	24.9
脳卒中急性期医療機関(H27. 4. 1)		0	2	2	15	7	1
人口 10 万人対医師数 (H24.12.31)		161.7	210.6	170.7	374.1	165.8	132.7

2025 年高齢者人口 10 万人当たり脳卒中患者数／高度急性期・急性期（試算）

医療機関所在地ベース		丹　後	中　丹	南　丹	京都乙訓	山城北	山城南
高度急性期	（人/日）	6.0	18.8	11.6	21.8	14.0	6.1
急　性　期	（人/日）	29.9	56.3	46.4	55.6	49.7	30.5
患者住所地ベース		丹　後	中　丹	南　丹	京都乙訓	山城北	山城南
高度急性期	（人/日）	12.0	15.4	16.2	20.3	16.3	12.2
急　性　期	（人/日）	41.9	49.5	55.7	53.5	52.1	45.8

※京都府資料に掲載された H27.7 厚労省データの脳卒中患者数と各年近時の 65 歳以上高齢者推計
　人口により試算
（出所　脳卒中患者数：京都府医療審議会地域医療構想策定部会第 1 回参考資料（「地域医療構想
　　　　策定のための将来の医療需要推計データ／平成 27 年 7 月厚生労働省提供」）
　　　　高齢者人口：国立社会保障人口問題研究所「地域別将来推計人口（2013 年 3 月推計）」より）

障すべき国・自治体の責務と照らしても、その政策の具体化という意
味ではまったく役に立たないことが明確になったと思います。

　　レセプトデータは病床の機能転換・削減につながるよう加工されて
　　推計に使われる

　医療需要を推計するために使われたレセプトデータは、一般病床と
療養病床を 4 機能に区分するため、あらかじめ加工され推計に用いら
れています。レセプトは、病気やけがの程度で異なる診療内容に応じ
設定された、医療機関が提供した医療の対価を保険者に請求するため
の点数です。どの治療や検査が何点かは、診療報酬制度で決まってい
ます。しかし、そのデータはもとから 4 機能に色分けされているわけ
ではありません。レセプトデータは、「病床の機能分化」と「慢性期

需要の地域差解消」という地域医療構想の政策的前提に則して「ふるい」にかけられ加工されたうえで医療需要の推計に使われています。

　地域医療構想の創設以前から、財務省や財界は、入院基本料の最も高い7対1病棟が「多すぎる」とし、また、都道府県間の1人当たり医療費の格差を問題にしてきました。その要因は高齢者の慢性期入院の地域差にあるとして、解消を求めました。地域医療構想の医療需要推計では、こうした財務省・財界の求めに合致するよう、データの区分や計算方法が設定されました。その結果、策定された地域医療構想は、ねらい通り、急性期や療養病床を減らすものとなっています。

　地域医療構想は「データに基づく政策」とされますが、そのデータは、政府・財界に都合の良いように加工されているのです。独自推計に取り組む過程で、地域医療構想の医療需要の推計方法を詳しく検討するなかで、こうした問題点についてもより明確にできたのではないかと思います。

⑵　京都府が策定した「京都府地域包括ケア構想」の特徴と課題

　地域医療構想の策定に際し、国は「地域医療構想策定ガイドライン」を発出し、データセットと推計ソフトを都道府県に提供して、国が思い描く通りの構想が策定されるよう仕向けてきました。

　しかし、京都府は、全国一律の基準に基づく必要病床数の算定方法等に異議を唱えてきました。そして、京都府の構想に掲げた「2025年目標病床数」は、図表3-5-2のとおり、各構想区域の必要病床数は基本的に現状維持をベースとし、国が求めた機能別病床数を区域ごとには掲げず、府全域対象の大括りな数としました。この京都府の構想は、府内の医療関係者から地域の実態を踏まえたものと評価されています。

　しかし、京都府の構想に問題がないわけではありません。京都府の構想も基本的には病床の機能再編を推進する立場で、機能別病床数は大括りな目標でも、国推計と同じ水準です。医療ニーズの増大は確実

図表 3-5-2　京都府地域包括ケア構想（地域医療ビジョン）・各構想区域の目標

構想区域名	病床数	高度急性期	急性期	回復期	慢性期	許可病床数 (H28.5.1 現在)
京 都 府 計	29,957					29,690
丹　　　後	1,197					1,197
中　　　丹	2,205	12,000〜13,000		8,000〜9,000	8,000〜9,000	2,205
南　　　丹	1,430					1,430
京都乙訓	20,206					20,206
山 城 北	4,184					3,967
山 城 南	735					685

・各病院において、病棟単位で高度急性期及び急性期として提供する医療内容を明確に区分する
　ことが困難であることから、個別に推計せず、両区分で 12,000〜13,000 床の範囲とします。
・回復期は、病床機能報告制度における地域包括ケア病棟の位置づけが明確でなく、各病院によ
　り位置づけが異なっていることから、8,000〜9,000 床の範囲とします。
・介護療養病床を含む慢性期は今後も維持する必要があること、入院医療と在宅医療を明確に区
　分することが困難であることから、8,000〜9,000 床の範囲とします。
（出所　京都府ホームページ http://www.pref.kyoto.jp/iryo/documents/kyoutofu-tiikiiryou-vision.
　　pdf）

図表 3-5-3　京都府の目標と国推計の比較

	京都府 2025 年 目標値①	国推計値					国推計②と 府目標①の 差
		4 機能計 ②	高　度 急性期	急性期	回復期	慢性期	
京 都 府 計	29,957	29,957	3,187	9,543	8,542	8,685	0
丹　　　後	1,197	870	71	263	352	184	327
中　　　丹	2,205	1,657	184	634	557	282	548
南　　　丹	1,430	1,234	80	360	278	516	196
京都乙訓	20,206	21,283	2,487	6,865	6,005	5,926	▲ 1,077
山 城 北	4,184	4,348	309	1,200	1,191	1,648	▲ 164
山 城 南	735	565	56	221	159	129	170
京都府 2025 年医療機能別の 目標値・府計		12,000〜13,000			8,000〜9,000	8,000〜9,000	

（出所　「京都府地域包括ケア構想（地域医療ビジョン）」より作成）

ですが、病床数は現状維持を基本とし、ニーズの増大には機能分化に
よって対応する方針です。結果的には、慢性期入院の一部は在宅へ押
し出すことが織り込まれています。在宅等の需要は 8 割も増加すると

推計されていますが、2016年の京都府医師会の会員アンケートでは、10年後の往診等の増加見込みはわずか14％で、在宅需要の増大にどう対応するのか、引き続く重要な課題となります。また、法定計画として掲げざるを得ない国推計値を盛り込んだ「ダブル・スタンダード」という問題もあります。

　ただ問題点はあるにしても、国からの様々な圧力のもとでも府独自のスタンスを貫いてきた姿勢は、今後も維持されるよう期待したいと思います。

2　地域医療構想に連動した医師・看護職員の需給推計と
　医師確保計画

　地域医療構想の策定と並行して「医療従事者の需給に関する検討会」が設置され、医師や看護師などの受給推計や養成・確保対策等が具体化されています。将来必要な医師・看護師数の推計は、地域医療構想の必要病床数をベースに計算されています。さらに、2019年度中に策定される「医師確保計画」にかかわる医学部定員の目安を示す「必要医師数」も、この地域医療構想ベースの医師需要推計に連動しています。しかし、後に詳しく触れるように、これでは医師・看護師増員は実現しません。現場実態の改善につながる施策の具体化こそ求められます。

(1)　地域医療構想をベースにした医師・看護師需給推計等の問題点
入院ベッド「少なめ」、病床当たり医師・看護師配置も「少なめ」で
必要数を計算

　厚労省の「医療従事者の需給に関する検討会」の下に設置された「医師需給分科会」は、これまで2回、医師需給推計を公表しています。この推計では、将来必要となる入院医療に従事する医師数を［将来の医療需要］×［医療需要当たり医師数］で計算し、この［将来の医療需

要］に地域医療構想の必要病床数を当てはめています。地域医療構想の病床の機能転換・削減が医師需要に反映され、将来必要とされる医師数が抑制される計算式です。看護師についても同様の計算式が用いられ、将来の必要数が抑制されています。

　それだけでなく、［医療需要当たり医師数］の方も、最も病床当たりの医師数が多い大学病院が除かれています。看護師の必要数の計算でも、［病床当り看護職員数］を計算する時に、人員配置で５倍も開きのある集中治療室と一般の病棟等をいっしょに平均して、少ない基準で計算するよう仕組まれています。

　そして、国は、この医師・看護師の将来の必要数を少なく見積もる推計方法を基に、医師については「医師確保計画」を都道府県に策定させ、看護師については「看護職員需給推計」の推計作業を都道府県に行わせてきました。

　私たちは、この国の需給推計の問題点を指摘しつつ、京都府に対し、府内の実態を改善することにつながる医師確保計画の策定や、看護職員の需給推計を行うことを求めてきました。

　看護職員配置の分析結果を京都府に提供

　国が都道府県に行わせてきた看護職員の需給推計は、地域医療構想などと同様、国が推計ツールを提供し、国の思惑通りの推計を都道府県に行わせるよう仕向けられました。私たちは、この推計ツールの［病床当たり看護職員数］算定の元になった、病床機能報告の全国のデータを集計・分析し、施設基準や都道府県で異なる配置の実態を可視化しました。厚労省の推計ツールは、医療需要に相応する看護体制を推計するには不適切であることを明らかにし、日本医労連の対政府交渉などの機会に厚労省に改善を求めてきました。

　また、分析の結果を京都府に提供し、実態の改善につながる独自施策を求めました。データの分析を行い京都府に働きかけてきたことで、

図表3-5-4　京都府看護職員需給推計／現状・国推計・京都府独自推計の比較（常勤換算）

	2018年①	2025年		②-①	③-①	③-②
		国推計②	京都府推計③			
病　　　　　院	21,937.6	25,150.8	25,165.5	3,213.2	3,227.9	14.7
診　療　所	2,891.8	4,193.7	4,193.7	1,301.9	1,301.9	0.0
助　産　所	46.9	55.9	55.9	9.0	9.0	0.0
介　護　福　祉	4,352.8	4,990.0	5,524.7	637.2	1,171.9	534.7
保健所市町村	962.2	962.2	962.2	0.0	0.0	0.0
教　育　機　関	479.2	479.2	479.2	0.0	0.0	0.0
そ　の　他	510.0	510.0	510.0	0.0	0.0	0.0
合　　　　計	31,180.5	36,341.8	36,891.2	5,161.3	5,710.7	549.4

（出所　京都府看護師等確保対策推進協議会令和元年度（5月31日開催）資料
京都府ホームページ https://www.pref.kyoto.jp/iryo/documents/0531siryo.pdf）

看護職員の需給推計でも京都府独自の調査・分析を行い、国推計とは異なる独自の推計結果を示す契機になったのではないかと思います。ただ、その水準は極めて不十分です。想定される医療需要の増大に見合う看護体制の構築に向けて、さらなる改善を求めて行くことが課題です。

(2)　医師数抑制をねらった「医師確保計画」をめぐる問題

地域医療構想ベースで少なく見積もった医師需要と
偏在指標で医師数を抑制する計画

2019年度中に策定される「医師確保計画」は、厚労省が新たに設定した「医師偏在指標」で下位3分の1となる県や地域の医師不足を、相対的に医師の多い県や地域の医師の移動によって埋めようというもので、地域医療構想をベースに推計した医師需要（2036年全国総数）以上に医師数を増やさないようにする医師数抑制計画です。過労死水準の医師の働き方を抜本的に改善し、地域や診療科で不足する医師を確保するには、医師の大幅増員こそ必要です。ところが、この医師確保計画は、医師の移動による配置の均てん化を図り、増員せずに相対的な医師不足のみ解消をめざすもので、しかも、医師不足地域の改善

が図られたとしても、十中八九、全国平均の水準にも到達しないというものです。

　この医師確保計画の具体化を検討してきた医師需給分科会「第4次中間とりまとめ」(2019.3.29)の公表後、私たちは、すぐさま「それってホントは医師数抑制計画なんじゃないですか?」リーフ (http://www.labor.or.jp/iroren/06211.pdf) と「『医師偏在指標』をもちいた『医師確保計画』を撤回し、医師の大幅増員をはかること」を求める団体署名を作成し、京都府内の全病院を訪問するキャラバン行動等を通じて、医療関係者に医師確保計画の問題点を伝えることに取り組み、京都府に対しても、署名と同趣旨の意見を国に対し上げるよう求めてきました。

　京都府は独自の医師偏在指標を設定

　京都府は、2019年12月に医師確保計画の中間案を公表しました。中間案の最大の特徴は、京都式の独自の「医師偏在指標」を設定したことです。国の指標では、京都府は全国第2位の医師多数三次医療圏ですが、この国の指標は「京都府の受療率が用いられていない」「へき地等の地理的要因が反映されていない」などの理由から、地域の実態に即したものになるよう独自の要素を考慮し補完したとしています。

　独自要素として盛り込んだのは、医療側の要因:大学等医育機関の教員・大学院生の臨床従事時間を考慮、患者側の要因:京都府の患者受療率を活用して補正、地理的要因:医療機関までのアクセス時間を考慮という三点で、この独自指標をもとに、二次医療圏毎の医師確保の重点順位を設定しており、府内の医療関係者にとっては、国の指標に比べより実感に近いものとなっていると思われます。また、府内7ヵ所のへき地診療所周辺を「医師少数スポット」に指定し、キャリア形成プログラムにより、地域枠卒業医師等を医師少数スポットに配置するとしている点も評価されるところです。京都医労連では、へき地診療所に指定された有床診療所の医師確保問題について繰り返し要請

図表3-5-5 京都府医師確保計画中間案・医師偏在指標

国の医師偏在指数						京都式の医師偏在指数			
医療圏	指標	全国比*	全国順位	区域		医療圏	指標	全国比*	重点順位
全　　　国	239.8	100				全　　　国	229.8	100	
京　都　府	314.4	131		多　数		京　都　府	287.0	125	
丹　　後	134.9	56	299	少　数		丹　　後	94.1	41	1
中　　丹	184.0	77	149			中　　丹	164.9	72	4
南　　丹	166.4	69	206			南　　丹	141.1	61	2
京都乙訓	397.3	166	4	多　数		京都乙訓	363.6	158	6
山 城 北	178.8	75	163			山 城 北	186.8	81	5
山 城 南	141.5	59	285	少　数		山 城 南	159.5	69	3

＊全国を100とした場合の割合　　　　＊全国を100とした場合の割合

（出所　京都府府ホームページ https://www.pref.kyoto.jp/iryo/news/documents/tyukanan.pdf）

を行い、山間へき地の当該地域をスポット指定するよう求めてきました。今後、具体的に医師確保が進むことを期待したいところです。

　また、中間案は、地域医療構想と同様、府として地域の実情をふまえた施策展開となるよう独自の工夫が組み込まれた点も評価されます。診療科別医師数調査を独自に実施し、独自指標で用いたアクセス状況を参照して、脳血管疾患・心疾患・ハイリスク分娩について人口カバー率を示し、体制強化が必要な医療圏を示しました。また、自由開業医制を脅かす外来医師多数区域での新規開業への規制は、計画に盛り込むことを見送っています。

　しかし、この計画も法定計画であり、大枠は国の「医師確保計画策定ガイドライン」に基づくこととされ、独自の施策は限られます。特に、医学部定員の根拠とするため厚労省が示した2036年の「必要医師数」では、京都府は、現状より1800人も少ない数が示されています。専門医養成にかかわる都道府県の診療科別シーリングも、専門医機構は、厚労省が地域医療構想ベースの医師需給推計の枠内で算出した診療科別必要医師数を参照して決定しており、将来に向け狭まる可能性

のある京都府の「必要医師数」という枠の下で、今後の府内の医師養成と確保の計画がどうなるのかが心配されます。

3 地域医療構想の医療費削減効果が織り込まれる 医療費適正化計画

(1) 病床の機能転換・削減による医療費抑制効果が「医療費目標」に織り込まれることに

病床の機能転換・削減による医療費削減効果を織り込む医療費目標を設定

後期高齢者医療制度について定めた「高齢者医療確保法」に基づき、都道府県は、2008年度から医療費適正化計画を策定してきました。いわゆる「メタボ健診」を義務づけた計画です。この医療費適正化計画は、全県で地域医療構想が策定されたことを受けて、2018年度スタートの第3期計画から、地域医療構想に基づく「病床機能の分化・連携の推進の成果」を踏まえ「医療費の見通し（目標）」を計画に掲げることとされました。

地域医療構想は、一般病床と療養病床を4機能に区分しますが、その機能別の患者1人1日当たり医療費には相当の開きがあります（京都の場合、高度急性期：約11.7万円、急性期：約4.7万円、回復期：約2.9万円、慢性期：2.3万円）。地域医療構想は、医療費の高い高度急性期や急性期を減らし、より医療費の安い回復期等に機能転換をはかり、慢性期は在宅に移行し削減します。つまり、医療費適正化計画には、病床の機能転換や削減が進み抑制された水準の医療費が「目標」に掲げられているということです。

目標達成できない場合、「地域別診療報酬の適用」は、皆保険体制を崩壊に導く

他方、高齢者医療確保法には、第14条に「診療報酬の特例」という規定があります。これは、適正化計画の評価の結果、効率的な医療提

供を達成し、医療費適正化に必要な場合は、都道府県で異なる診療報酬を定めるとするもので、都道府県知事と協議して厚労大臣が決めるとされています。「地域別診療報酬」と呼ばれるこの規定に、医療界は激しく抵抗していますが、財務省や財界は、その具体化を執拗に求めています。医療費適正化計画の目標達成が困難な場合、ベッドを減らすか、単価を下げるかの選択を迫り、いずれにしても医療費は「適正化」できるからです。

　しかし、そもそも診療報酬は、単に入院料など医療の価格を設定するだけでなく、患者・住民が保険診療で受けられる医療とその質を保障するものです。ある県だけ診療報酬を下げるということは、どこに住んでも誰でも等しく良質の医療を保障する皆保険体制の崩壊につながります。医療界の抵抗は当然で、その具体化は断じて阻止しなければならないと思います。

　地域医療構想と国保の都道府県化により、医療費適正化計画の下で提供体制と医療費を都道府県が管理する仕組みが完成しました。そして、医療費をコントロールする選択肢とされる地域別診療報酬は、新経済財政再生計画改革工程表では、2019 年度に「具体的な活用策を検討し提示」するとされています。引き続き警戒が必要です。

地域別診療報酬につながる可能性？

　では、この地域医療構想による医療費抑制効果はどれ程のものなのでしょうか。

　第 3 期計画の医療費適正化効果などを試算した内閣府専門調査会の「第二次報告」は、計画期末の 2023 年度の医療費について、入院医療費は 19.8〜20.1 兆円、外来医療費は 29.7 兆円と見通し、外来医療費にかかわる「医療費適正化の取り組み」による「適正化効果」を 0.6 兆円と推計しました。しかし、入院医療費に関する「病床機能の分化・連携の促進の成果」＝地域医療構想の医療費抑制効果がどの程度なの

かは示していません。厚労省に明示するよう求めても「推計していない」というのが返答です。

　しかし、計画どおり達成できなければ地域別診療報酬が突き付けられる可能性のある医療費目標に織り込まれた、地域医療構想による医療費抑制効果がどのくらいの規模であるのかは極めて重大だと思います。そこで、京都府の適正化計画の策定資料から、その規模を推計することを試みました。

(2)　地域医療構想の医療費削減効果の影響は後期高齢者2割負担を上回る規模

京都における地域医療構想の医療費削減効果は推計838億円

　京都府の「京都府中期的な医療費の推移に関する見通し」策定等懇

図表3-5-6　地域医療構想の医療費抑制効果試算

① 2014年度（平成26年度）の病床機能ごとの患者数（人日）

年　度	高度急性期	急性期	回復期	慢性期	在宅医療等
2014年度	2,104	5,498	4,391	9,057	0

② 2014年度（平成26年度）の病床機能ごとの入院1日当たりの単価（円）

年　度	高度急性期	急性期	回復期	慢性期	在宅医療等
2014年度	117,388	47,337	29,158	23,577	0

③ 2025年度（平成37年度）の病床機能ごとの医療需要（人日）

年　度	高度急性期	急性期	回復期	慢性期	在宅医療等
2025年度	2,390	7,443	7,688	7,990	7,274

④ 2025年度（平成37年度）の入院医療費推計（千円）

$$② \times ③ \times 365 \times \frac{診療報酬改定の影響}{-1.31\%（2016報酬改定）} \times \frac{高度化などの要員による伸び率}{23.15\%（2014〜2025）}$$

年　度	高度急性期	急性期	回復期	慢性期	在宅医療等
2025年度	124,457,775	156,296,474	99,442,388	83,567,181	0

機能分化した医療費	機能分化しない医療費	医療費抑制効果
463,763,816	− 547,649,025	= ▲ 83,885,209

（出所　「京都府中期的な医療費の推移に関する見通し」策定等懇話会（第三期第4回2018.1.22）
　　　　資料「病床機能の分化及び連携の推進の成果を踏まえた医療費の推計方法」をもとに作成）

話会（第三期第 4 回 2018.1.22）の資料（「病床機能の分化及び連携の推進の成果を踏まえた医療費の推計方法」https://www.pref.kyoto.jp/iryohoken/news/documents/46sankou.pdf）を参考に、京都における地域医療構想の医療費削減効果を試算してみました。

　適正化計画に掲げる医療費見込は、外来医療費については、「自然体の医療費見込」から「医療費適正化の取り組み」による医療費削減効果を差し引いて算出されています。一方、入院医療費については、4機能別の入院 1 人 1 日当たり医療費と、地域医療構想から比例計算した 2023 年の入院患者数を掛け合わせて算出されています。入院医療費についても「自然体の医療費見込」が算出できれば、推計されている地域医療構想を織り込んだ入院医療費との差が、地域医療構想による医療費削減効果ということになります。そこで、一定の仮定をおいて「自然体の入院医療費」と地域医療構想で機能分化した場合の 2025 年の入院医療費を計算し比較してみました。結果は約 838 億円となりました（図表 3 - 5 - 6）。

　京都府の適正化計画（京都府中期的な医療費の見通し）に掲げられた「医療費適正化の取り組み」による効果は 113 億円とされていますので、これと比べ、地域医療構想によって相当大きな医療費削減効果が織り込まれていることに

a.　患者数（人日）

高度急性期	急性期・回復期	慢性期
2,104	9,887	9,057

b.　入院 1 日当たり平均単価（円）

高度急性期	急性期・回復期	慢性期
117,388	39,263	23,577

c.　機能分化しない場合の医療需要（人日）

高度急性期	急性期・回復期	慢性期・在宅期
2,390	15,131	15,264

d.　機能分化しない場合の医療費推計（千円）

$$b \times c \times 365 \times 0.9869 \times 1.2315$$

高度急性期	急性期・回復期	慢性期・在宅期
124,457,775	263,545,511	159,645,739

なります。仮に「医療費適正化の取り組み」の6〜7倍程度とすると、全国では4兆円もの医療費抑制になります。

　　後期高齢者2割負担の影響は推計397億円、
　　地域医療構想の影響はこれを上回る

　この規模は、例えば、政府がねらう後期高齢者2割負担と比較しても、その保険給付費の削減効果は相当なものです。京都府の後期高齢者医療の2018年度給付費は3417億7560万円で、給付9割で計算すると1割の自己負担増による給付費削減効果は約397億円です。患者自己負担増は受診抑制をもたらし、影響は単純ではありませんが、地域医療構想の実現は、相当に大きな給付費削減効果が見込まれるということです。政府が地域医療構想の実現に執着する理由がここにあるのだと思います。

　そして問題は、この地域医療構想に織り込まれた医療費目標が達成されなかった場合、次に地域別診療報酬という選択肢が登場する可能性があることです。医療費抑制のため、病床の機能転換・削減を加速するか、健康・予防で受診を抑えるか、それとも、診療報酬を切り下げるか、いずれにしろ、患者・住民の受療権・健康権への影響なしには済まされない問題です。地域医療構想による医療費削減の規模を明らかにさせ、都道府県単位で医療費を管理・抑制するこのような仕組みは撤廃するよう求めていく必要があると思います。

4　京都北部地域医療・介護実態調査の取り組み―その趣旨

　京都社保協を中心に、府北部の地域社保協と共同で、2019年6月に「京都北部医療・介護実態調査」（以下「第2回調査」）が取り組まれました。府北部の地域医療をめぐる調査はこれが2回目で、前回調査は、2013年9月に実行委員会を組織して取り組まれました（「丹後地方『医療と介護の実態調査』」以下「第1回調査」）。

⑴　府内で医師不足が深刻な「丹後医療圏」を中心にした調査

　第1回調査は、丹後医療圏の中核病院「京都府立与謝の海病院」（現「京都府立医科大学附属北部医療センター」）を独立行政法人化する動きがでてくるなか、「与謝の海病院が住民のための病院として充実するために必要なことは何か」が議論になったことがきっかけでした。丹後地域は、府内でも特に医師・看護師が不足した地域で、もし脳梗塞などで倒れたら、京都市内なら京大や府立医大へ駆け込んで治るのに、丹後では助からない。この「いのちの格差をどうするのか」という問題もありました。これら二つの課題をふまえ「丹後の医療と介護はどうなっているのか、どうすれば良いのか」を明らかにしようというのが、第1回調査の目的でした。

　事前に行政による統計資料を整理し、地域の住民宅を訪問して聞き取り調査を行い、アンケートは新聞折り込み2万枚とポストインも行い、郵送により回収しました。また、行政や病院・介護施設などとの懇談も実施しました。訪問調査は、調査員85人あまりで担当地域を割り振り、2人1組で1日かけて約10件ずつ訪問。新聞折り込みによるアンケートは、予想をはるかに上回る2000枚あまりの回収となっただけでなく、調査の認知度を地域に広げる効果も絶大で、調査に訪れたお宅でお茶やコーヒーで歓迎を受け、居間に上がり込みゆっくり色々な話を聞くことができたチームも少なからずありました。施設への訪問によるヒアリング調査は、自治体、消防、自治連、老人クラブ、医師会、病院、診療所、介護施設などを回り、医療や介護に対する課題や問題意識、地域・現場の実態は一刻の猶予もないことなどが共有できました。

⑵　くらしの基盤をなす地域の実情、統計データだけではわからない生の現実

　第2回調査は、範囲を、第1回で対象とした丹後医療圏と、隣接す

る中丹医療圏も含めた府北部の二つの圏域に広げて行い、府北部と京都市内との比較を行う目的で、京都市内でも一定数のアンケートの配布・回収を行いました。

第2回調査では、府内でも深刻な府北部の地域経済の落ち込みを背景に、困難が増す住民の暮らしの実態と、その下での医療・介護の実態をつかみ、京都府や自治体に向け、調査でつかんだ住民要求の実現を求める取り組みを大きく進める契機とすること。また、前回調査のメインテーマであった府立与謝の海病院が、その後、府立医科大学附属北部医療センターとなったことによる地域医療の変化をつかむこと。調査範囲を拡大し、北部地域全体の医療の状況、医師・看護師不足の現状をつかむこと。介護保険の課題、住民への情報提供の変化をつかむこと、などを課題としました。アンケートと個別訪問では、①くらし（不安、年金、要望等）、②医療分野（受診、北部医療センター、国保負担、要望等）、③介護分野（要介護認定、利用、要望等）の聞き取りを行い、また、前回同様、行政機関や専門家から医療と介護の状況と課題について、ヒアリングと懇談を行いました。訪問調査は、50人余りの参加で丹後地域を中心にして、調査票に基づく聞き取りを行い、介護施設には介護職員の人材確保問題等に関するアンケート調査への協力も依頼しました。アンケートの回収は1400余りで、介護施設アンケートも150事業所に依頼し43事業所から回答を得ることができました。

5　調査結果から見えるもの

(1)　府北部地域の概況

地域実態調査の対象としてきた府北部地域は、圏域人口が2015年の29.4万人（丹後9.7万人、中丹19.6万人）から、今後30年で9.8万人（丹後4.3万人、中丹5.6万人）も減少すると見通されている少子・高齢化・過疎化が進む地域です。人口に占める後期高齢者の割合は、2015

年の 17.4% から 45 年には 25.4% へと、8 ポイント増加すると見込まれ、それだけに、医療・介護をめぐる住民ニーズと政策課題を明らかにしていくことが、安心して暮らしつづけられる地域づくりにとって極めて重要な地域です。

　一方、医療・介護の実態を見ると、丹後・中丹とも、医師数は全国平均を下まわり、特に丹後は、国の医師偏在指標でも医師少数区域で、京都府の医師確保計画中間案でも府内の最重点区域とされています。府内の無医地区 13 地区の半分が丹後（4 地区）、中丹（3 地区）という実態です。医療施設数も一般病床を除いて全国平均を下回り、また、訪問型や通所型の事業所数も全国平均を下回るなど、医療・介護の提供体制が十分でない現状にあります。

　丹後地域は、海と山の豊かな自然と「丹後ちりめん」が地域の文化と住民の生業を支え、また、ちりめん織機から発展した機械工業も主要産業でした。しかし、機織り物の生産出荷高は激減し、製造業の生産拠点の海外移転で地場産業は大きく空洞化が進みました。1 人当たり地域別分配所得は府内で最も低い 227.5 万円で、府平均の 77.3% 程度です。また、丹後地域は、府内で最も高齢者世帯の比率が高く、3 割を超えています。こうしたなか、医療・介護の地域間格差を解消し、住民が住み続けることができる地域社会をつくるため、行政に期待されることが極めて大きいと考えられます。

(2)　アンケート結果について

　第 2 回調査のとりまとめは、5 月の報告集会に向けて行われる予定です。本報告では、いくつか特徴的な点を見ておきたいと思います。

　暮らしについて

　アンケートの回答では、「主たる生業」については、京都市に比べ自営業が相対的に多く、京丹後市は 26% を占めました。暮らしの不安は、「健康」「年金」「医療」「介護」「認知症」がトップ 5 です。自由記

載欄には、加齢により自動車の運転ができなくなった場合を心配する声がいくつも上がっていました。公共交通機関のアクセスの悪さを訴える声もあり、日常生活を送る上でも、医療機関への通院などの面でも、交通手段の問題は重要な課題です。暮らしにかかわる行政への要望としても、安価な交通手段の確保を求める声が上がっています。また、高齢化と過疎化で空家問題を心配する声も上がっています。

医療について

通院手段は京都市では28％が「公共交通機関」ですが、京丹後市では4％で、「自家用車」が73％に上っています。通院時間は、京都市でも北部でも、約4分の3が30分以内ですが、通院に1時間以上を要するという回答が京丹後市で24人ありました。丹後地域の無医地区が多い実態が反映されています。この1年に病院に行っていない理由に「医療費が高い」をあげた人が全体で26人、「受診したい診療科がない」は13人でした。不足している診療科トップ3は、京丹後市では「脳外科」「産婦人科」「精神科」、一方、京都市では「小児科」「心療内科」「整形外科」で、脳卒中の急性期を担う医療機関や、精神科の入院医療体制などがない丹後の状況がアンケートの結果にも反映されています。

国保に関し、滞納経験ありが54人、うち、保険料が払えない44人で、保険料が高すぎる39人でした。うち21人が京丹後市ですが、京丹後市は国保税で資産割があり、行政への要望としてその廃止を求める声が上がっています。府立与謝の海病院から府立医大付属北部医療センターに変わったことについては、体制面や診療内容・説明等、良くなったと評価され、ガン専門治療への期待の声も上がっています。

介護について

介護を要する人がいる25％、利用認定を受けている22％、介護サービスを利用している19％（278人）で、利用しているサービスは、デ

イサービス 198 人、福祉用具貸与 102 人、ヘルパーとショートステイ
がそれぞれ 65 人、訪問看護が 65 人などでした。サービス利用で困っ
たことは、利用料が高い 99 人、時間が足りない 39 人の他、スタッフ
が信頼できないも 24 人ありました。サービスを受けようと思った時に
困ることは、どういうサービスがあるのか分からないが31％ と最も多
く、介護に関する情報の提供は、前回調査から大きくは改善されてい
ないと思われます。介護に関し行政に望むことは、保険料引き下げ54
％、利用料引き下げ 42％、介護職員体制の充実 28％ などとなってい
ます。

(3)　調査の成果と今後の課題

　地域医療調査を行う意義は、暮らしの基盤をなす地域の実情を知る、
統計データだけではわからない生の現実を知る、地域づくりの仲間を
つくる、地域の実情を科学的にとらえて政策課題や方向性を提案する
等にあるとされます。第 1 回調査は、府立与謝の海病院の独立行政法
人化という差し迫った課題から出発しましたが、第 2 回調査は、府北
部の地域社保協代表者会議を通じて、前回調査の取り組みを各地に広
げたいという議論から、対象の地域を広げて取り組むことになりまし
た。前回調査の意義が、より多くの仲間と共有され、地域調査の意義
が広がったものと思います。

　また、第 1 回調査でも、第 2 回調査でも、地域の社保協メンバーと
京都市内のメンバーがチームを組んで地域に入り、個別訪問で地域の
人と触れ合い語る、という取組みになりました。田んぼの広がる農道
を歩き、田植の終わった農機具や苗箱の積み上げられた傍の玄関先で、
垣間見る程度でも地域の人と触れあい、自分の目で見たり耳で聞いた
りできたことは、とてもインパクトのあることでした。そこで聞く話
は、医療や介護という分野にとどまらない、農業、跡取り、田んぼど
うする、足がない、免許どうする、子どもが心配、親が心配、この地

域は20年後にどうなるのか等々、地域丸ごとの対策が必要と実感できる取組みでした。

第1回、第2回とも、京都橘大学・高山一夫先生、三重短期大学・長友薫輝先生、立命館大学・佐藤卓利先生はじめ、研究者の先生方と運動を担うメンバーが一体となって取り組むことができたことも良い経験でした。調査を通じて地域の実態を把握するというだけでなく、調査に取り組むこと自体が学習活動でもあり、様々な知見にふれる機会でした。そして、地域に入り、地域の人と語ることで、地域の人に医療や介護をめぐる問題を知ってもらい、運動の存在を知ってもらう機会にもなったのではないかと思います。また、方々に参加を呼びかけ地域に調査に入ることで、地域の関係者や調査への協力者に医療や介護の問題を知ってもらう機会にもなっています。

第2回調査の本格的な分析・報告集会の開催などはこれからですが、調査を通じてくみ上げた地域の実態と課題を、今後の議論を通じてさらに政策要求へと練り上げていくことが大事だと思います。また、調査の精度を上げ、広がる経済格差や地域間格差の下で潜在している医療ニーズ、介護ニーズをデータとして可視化する調査方法の開発も今後の課題ではないかと思います。

あとがき

　地域のことは、地域で考え、地域で決める。自分たちで決めたことに責任を持つ。これが地方自治、そして住民自治の根幹だと考えています。ところが、本書のテーマである地域医療に関しては、地域の合意事項や地方自治、住民自治がないがしろにされるような深刻な事態となっています。

　昨年9月に厚生労働省が公表した全国424病院のリスト。全国各地の公立・公的病院を名指しして、再編統合などの議論を進めよと迫りました。この国による一方的な政策展開は公立・公的病院にとどまりません。民間病院についても同様です。各地で病院の再編統合、ダウンサイジング、機能転換等が図られている現状です。そして、過疎地域や地方の問題というだけでなく、大都市部でも同様に病院の再編等が企図されています。

　各地で進められている政策手法で、私たちが理解しなければならないのは地域医療構想です。地域医療構想をテコにした政策が地域住民、そして地方自治体の存在意義すら脅かしています。

　さらには、地域医療構想と医師偏在対策、医療従事者の働き方改革を連動させ、これを「三位一体」の改革として推進し、医師数の抑制・減少、病院の再編統合等での集約化を図る計画です。

　これでは地域住民の受療権、健康権は侵害され、医療・介護従事者の負担増、そして深刻化する疲弊を取り除くことはできません。国による一方的な政策展開ではなく、地域づくりにつながる政策を推進する必要があります。

　今年に入って6県の知事が国による政策展開に異議を唱え、医師確保対策に向けた提言づくりを進めるなど、地方から地域医療などに関する動きが出てきました。

　私たちが「地域からできることは何か」を考え行動することで、地域発のまちづくりにつながります。

　本書の第Ⅰ部では、地域医療をめぐる政策動向を把握する上で重要となる、「社会保障・税一体改革」そして「全世代型社会保障」を学ぶことができます。地域医療の提供体制を変えるだけでなく、働き方改革とも連動して社会保障全般のあり方を変える大きな内容を含んでいます。

　第Ⅱ部では、424病院を名指ししたリスト公表をはじめ、地域医療構想を中心とする政策動向とその手法について学ぶことができます。客観性を装った地域の実態を反映しないデータにもとづく政策展開の内実について記しています。

　第Ⅲ部では、各地の「地域住民の思い」そして「医療・介護従事者の思い」を形にする、地域医療をつくる行動を学ぶことができます。

　地方自治、住民自治をないがしろにせず、むしろ基底に据えて地域医療をつくることが重要です。地域医療構想と連動する地域包括ケアシステムの構築のためにも、地域住民の視点、そして医療・介護従事者の視点を持ち、地域発でまちづくりを進めることが求められています。安心して住み続けられるまちづくりには、地域医療をつくることが欠かせません。本書がそのようなことに気づき行動する契機となれば幸いです。

　最後になりましたが、自治体研究社編集部のみなさんにはお世話になりました。感謝申し上げます。

　　2020年2月　　　　　　　　　　　　　　　　　長友薫輝

資料　厚生労働省が再編統合の検討を求めた公立・公的病院 424 施設

都道府県	医療機関施設名	設置主体	都道府県	医療機関施設名	設置主体	都道府県	医療機関施設名	設置主体
北海道	社会事業協会函館病院	北海道社会事業協会	北海道	雄武町国保病院	市町村	宮城県	(国)宮城病院	国立病院機構
	木古内町国保病院	市町村		興部町国保病院	市町村		塩竈市立病院	市町村
	(国)函館病院	国立病院機構		広尾町国保病院	市町村		県立循環器・呼吸器病センター	地方独立行政法人
	市立函館南茅部病院	市町村		鹿追町国保病院	市町村		栗原市立若柳病院	市町村
	函館赤十字病院	日赤		公立芽室病院	市町村		大崎市民病院岩出山分院	市町村
	函館市医師会病院	公益法人		本別町国保病院	市町村		公立加美病院	市町村
	森町国保病院	市町村		十勝いけだ地域医療センター	市町村		栗原市立栗駒病院	市町村
	松前町立松前病院	市町村		清水赤十字病院	日赤		大崎市民病院鳴子温泉分院	市町村
	厚沢部町国保病院	市町村		町立厚岸病院	市町村		美里町立南郷病院	市町村
	奥尻町国保病院	市町村		厚生連摩周厚生病院	厚生連		涌谷町国保病院	市町村
	長万部町立病院	市町村		標茶町立病院	市町村		石巻市立牡鹿病院	市町村
	八雲町熊石国保病院	市町村		標津町国保標津病院	市町村		登米市立米谷病院	市町村
	せたな町立国保病院	市町村		町立別海病院	市町村		登米市立豊里病院	市町村
	今金町国保病院	市町村	青森県	国保板柳中央病院	市町村		石巻市立病院	市町村
	社会事業協会岩内病院	北海道社会事業協会		黒石市国保黒石病院	市町村		南三陸病院	市町村
	国保由仁町立病院	市町村		町立大鰐病院	市町村	秋田県	大館市立扇田病院	市町村
	市立三笠総合病院	市町村		国保おいらせ病院	市町村		(地)秋田病院	地域医療機能推進機構
	国保町立南幌病院	市町村		国保南部町医療センター	市町村		湖東厚生病院	厚生連
	国保月形町立病院	市町村		国保五戸総合病院	市町村		市立大森病院	市町村
	市立美唄病院	市町村		三戸町国保三戸中央病院	市町村		羽後町立羽後病院	市町村
	栗山赤十字病院	日赤		青森市立浪岡病院	市町村	山形県	天童市民病院	市町村
	市立芦別病院	市町村		平内町国保平内中央病院	市町村		朝日町立病院	市町村
	社会事業協会洞爺病院	北海道社会事業協会		つがる西北五広域連合かなぎ病院	市町村		県立河北病院	都道府県
	(地)登別病院	地域医療機能推進機構	岩手県	(国)盛岡病院	国立病院機構		寒河江市立病院	市町村
	白老町立国保病院	市町村		盛岡市立病院	市町村		町立真室川病院	市町村
	日高町立門別国保病院	市町村		県立東和病院	都道府県		公立高畠病院	市町村
	新ひだか町立三石国保病院	市町村		県立江刺病院	都道府県		酒田市立八幡病院	市町村
	新ひだか町立静内病院	市町村		奥州市国保まごころ病院	市町村	福島県	済生会福島総合病院	済生会
	市立旭川病院	市町村		奥州市水沢総合病院	市町村		済生会川俣病院	済生会
	国保町立和寒病院	市町村		一関市国保藤沢病院	市町村		(地)二本松病院	地域医療機能推進機構
	厚生連美深厚生病院	厚生連		洋野町国保種市病院	市町村		三春町立三春病院	市町村
	町立下川病院	市町村		県立一戸病院	都道府県		公立岩瀬病院	市町村
	上富良野町立病院	市町村		県立軽米病院	都道府県		厚生連鹿島厚生病院	厚生連
	猿払村国保病院	市町村	宮城県	蔵王町国保蔵王病院	市町村		厚生連高田厚生病院	厚生連
	豊富町国保病院	市町村		丸森町国保丸森病院	市町村		厚生連坂下厚生総合病院	厚生連
	利尻島国保中央病院	市町村		(地)仙台南病院	地域医療機能推進機構	茨城県	笠間市立病院	市町村
	中頓別町国保病院	市町村		(国)仙台西多賀病院	国立病院機構		小美玉市医療センター	市町村
	斜里町国保病院	市町村					国公共済水府病院	共済組合連合会
	小清水赤十字病院	日赤					村立東海病院	市町村
	厚生連常呂厚生病院	厚生連					(国)霞ケ浦医療センター	国立病院機構
	滝上町国保病院	市町村					筑西市民病院	市町村

156

都道府県	医療機関施設名	設置主体
栃木県	(地)うつのみや病院	地域医療機能推進機構
	(国)宇都宮病院	国立病院機構
群馬県	済生会前橋病院	済生会
	伊勢崎佐波医師会病院	公益法人
	公立碓氷病院	市町村
	下仁田厚生病院	市町村
埼玉県	蕨市立病院	
	(地)埼玉北部医療センター	地域医療機能推進機構
	北里大学メディカルセンター	私立学校法人
	東松山市立市民病院	市町村
	東松山医師会病院	医療法人
	所沢市民医療センター	市町村
	(国)東埼玉病院	国立病院機構
千葉県	千葉リハビリテーションセンター	都道府県
	(国)千葉東病院	国立病院機構
	(地)千葉病院	地域医療機能推進機構
	千葉市立青葉病院	市町村
	銚子市立病院	市町村
	国保多古中央病院	市町村
	東陽病院	市町村
	南房総市立富山国保病院	市町村
	鴨川市立国保病院	市町村
	国保君津中央病院大佐和分院	市町村
東京都	国公共済九段坂病院	共済組合連合会
	台東区立台東病院	市町村
	済生会中央病院	済生会
	東大医科学研究所附属病院	国立大学法人
	済生会向島病院	済生会
	(地)城東病院	地域医療機能推進機構
	奥多摩町国保奥多摩病院	市町村
	(国)村山医療センター	国立病院機構
	都立神経病院	都道府県
	国保町立八丈病院	市町村
神奈川県	川崎市立井田病院	市町村
	三浦市立病院	市町村
	横須賀市立市民病院	市町村
	済生会平塚病院	済生会
	秦野赤十字病院	日赤
神奈川県	(国)神奈川病院	国立病院機構
	相模原赤十字病院	日赤
	東芝林間病院	健保組合連合会
	済生会神奈川県病院	済生会
	済生会若草病院	済生会
新潟県	県立坂町病院	都道府県
	県立リウマチセンター	都道府県
	厚生連新潟医療センター	厚生連
	(国)西新潟中央病院	国立病院機構
	豊栄病院	厚生連
	あがの市民病院	市町村
	県立吉田病院	都道府県
	三条総合病院	厚生連
	県立加茂病院	都道府県
	見附市立病院	市町村
	(国)新潟病院	国立病院機構
	小千谷総合病院	厚生連
	魚沼市立小出病院	市町村
	南魚沼市立ゆきぐに大和病院	市町村
	町立湯沢病院	市町村
	県立松代病院	都道府県
	県立妙高病院	都道府県
	上越地域医療センター病院	市町村
	新潟労災病院	労働者健康安全機構
	県立柿崎病院	都道府県
	厚生連けいなん総合病院	厚生連
	佐渡市立両津病院	市町村
富山県	あさひ総合病院	市町村
	厚生連滑川病院	厚生連
	リハビリテーション・こども支援センター	都道府県
	かみいち総合病院	市町村
	(地)高岡ふしき病院	地域医療機能推進機構
石川県	国保能美市立病院	市町村
	国公共済北陸病院	共済組合連合会
	公立つるぎ病院	その他の法人
	(地)金沢病院	地域医療機能推進機構
	津幡町国保河北中央病院	市町村
	町立富来病院	市町村
	町立宝達志水病院	市町村
福井県	(国)あわら病院	国立病院機構
	坂井市立三国病院	市町村
	越前町国保織田病院	市町村
	(地)若狭高浜病院	地域医療機能推進機構
山梨県	(地)山梨病院	地域医療機能推進機構
	北杜市立塩川病院	市町村
	国保韮崎市立病院	市町村
	北杜市立甲陽病院	市町村
	山梨市立牧丘病院	市町村
	甲州市立勝沼病院	市町村
	国保病院飯富病院	市町村
長野県	川西赤十字病院	日赤
	佐久穂町立千曲病院	市町村
	厚生連佐久総合病院小海分院	厚生連
	東御市民病院	市町村
	国保依田窪病院	市町村
	厚生連鹿教湯三才山リハセンター鹿教湯病院	厚生連
	厚生連下伊那厚生病院	厚生連
	下伊那赤十字病院	日赤
	(国)まつもと医療センター松本病院	国立病院機構
	(国)まつもと医療センター中信松本病院	国立病院機構
	安曇野赤十字病院	日赤
	飯綱町立飯綱病院	市町村
	県立総合リハビリテーションセンター	
	信越病院	市町村
	飯山赤十字病院	日赤
岐阜県	厚生連岐北厚生病院	厚生連
	羽島市民病院	市町村
	厚生連西美濃厚生病院	厚生連
	県北西部地域医療センター白鳥病院	市町村
	国保坂下病院	市町村
	厚生会多治見市民病院	市町村
	市立恵那病院	市町村
	厚生連東濃厚生病院	厚生連
	国保飛騨市民病院	市町村
静岡県	厚生連リハ中伊豆温泉病院	厚生連
	伊豆赤十字病院	日赤

都道府県	医療機関施設名	設置主体	都道府県	医療機関施設名	設置主体	都道府県	医療機関施設名	設置主体
静岡県	共立蒲原総合病院	市町村	京都府	(国)宇多野病院	国立病院機構	鳥取県	済生会境港総合病院	済生会
	(国)静岡てんかん・神経医療センター	国立病院機構	大阪府	大阪市立弘済院附属病院	市町村		南部町国保西伯病院	市町村
	厚生連清水厚生病院	厚生連		高槻赤十字病院	日赤	島根県	(国)松江医療センター	国立病院機構
	厚生連静岡厚生病院	厚生連		仙養会北摂総合病院	医療法人		(地)玉造病院	地域医療機能推進機構
	(地)桜ヶ丘病院	地域医療機能推進機構		市立柏原病院	市町村		出雲市立総合医療センター	市町村
	菊川市立総合病院	市町村		市立藤井寺市民病院	市町村		津和野共存病院	市町村
	市立御前崎総合病院	市町村		富田林病院	済生会	岡山県	備前市国保市立備前病院	市町村
	公立森町病院	市町村		済生会新泉南病院	済生会		組合立国保福渡病院	市町村
	浜松赤十字病院	日赤		和泉市立病院	市町村		玉野市立玉野市民病院	市町村
	市立湖西病院	市町村		生長会阪南市民病院	市町村		せのお病院	地方独立行政法人
	厚生連遠州病院	厚生連		健保連大阪中央病院	健康保険組合連合会		備前市国保市立吉永病院	市町村
	浜松労災病院	労働者健康安全機構	兵庫県	県立リハビリテーション中央病院	都道府県		(労)吉備高原医療リハセンター	労働者健康安全機構
愛知県	津島市民病院	市町村		国公共済六甲病院	共済組合連合会		瀬戸内市立瀬戸内市民病院	市町村
	あま市民病院	市町村		高砂市民病院	市町村		赤磐医師会病院	公益法人
	一宮市立木曽川市民病院	市町村		明石市立市民病院	地方独立行政法人		笠岡市立市民病院	市町村
	心身障害者コロニー中央病院	都道府県		多可赤十字病院	日赤		矢掛町国保病院	市町村
	みよし市民病院	市町村		加東市民病院	市町村		(国)南岡山医療センター	国立病院機構
	碧南市民病院	市町村		公立豊岡病院出石医療センター	市町村		市立井原市民病院	市町村
	中日病院	健保組合連合会		公立香住病院	市町村		鏡野町国保病院	市町村
	(国)東名古屋病院	国立病院機構		公立豊岡病院日高医療センター	市町村	広島県	北広島町豊平病院	市町村
	ブラザー記念病院	健保組合連合会		公立村岡病院	市町村		国公共済吉島病院	共済組合連合会
三重県	桑名南医療センター	地方独立行政法人		柏原赤十字病院	日赤		広島市医師会運営安芸市民病院	市町村
	厚生連三重北医療センター菰野厚生病院	厚生連		(国)兵庫中央病院	国立病院機構		(国)広島西医療センター	国立病院機構
	亀山市立医療センター	市町村		県立姫路循環器病センター	都道府県		済生会呉病院	済生会
	厚生連大台厚生病院	厚生連		相生市民病院	市町村		呉市医師会病院	その他の法人
	済生会明和病院	済生会		たつの市民病院	市町村		国公共済呉共済病院忠海分院	共済組合連合会
	町立南伊勢病院	市町村	奈良県	済生会奈良病院	済生会		日立造船健保組合因島総合病院	健康保険組合連合会
	市立伊勢総合病院	市町村		済生会中和病院	済生会		総合病院三原赤十字病院	日赤
滋賀県	(地)滋賀病院	地域医療機能推進機構		県総合リハビリテーションセンター	地方独立行政法人		三原市医師会病院	その他の法人
	大津赤十字志賀病院	日赤		済生会御所病院	済生会		府中市民病院	地方独立行政法人
	守山市民病院	市町村		南和広域医療企業団吉野病院	市町村		府中北市民病院	地方独立行政法人
	東近江市立能登川病院	市町村	和歌山県	海南医療センター	市町村		庄原赤十字病院	日赤
	長浜市立湖北病院	市町村		国保野上厚生総合病院	市町村	山口県	岩国市立錦中央病院	市町村
京都府	福知山市民病院大江分院	市町村		済生会和歌山病院	済生会		岩国市立美和病院	市町村
	舞鶴赤十字病院	日赤		国保すさみ病院	市町村			
	国保京丹波町病院	市町村		那智勝浦町立温泉病院	市町村			
			鳥取県	岩美町国保岩美病院	市町村			
				日南町国保日南病院	市町村			

都道府県	医療機関施設名	設置主体
山口県	岩国市医療センター医師会病院	その他の法人
	光市立大和総合病院	市町村
	周南市立新南陽市民病院	市町村
	徳山医師会病院	その他の法人
	光市立光総合病院	市町村
	厚生連小郡第一総合病院	厚生連
	(国)山口宇部医療センター	国立病院機構
	美祢市立美東病院	市町村
	美祢市立病院	市町村
	山陽小野田市民病院	市町村
	小野田赤十字病院	日赤
	下関市立豊田中央病院	市町村
徳島県	(国)東徳島医療センター	国立病院機構
	徳島県鳴門病院	地方独立行政法人
	阿波病院	厚生連
	阿南医師会中央病院	厚生連
	海陽町国保海南病院	市町村
	国保勝浦病院	市町村
香川県	さぬき市民病院	市町村
	(国)高松医療センター	国立病院機構
	香川県済生会病院	済生会
	厚生連滝宮総合病院	厚生連
愛媛県	西条市立周桑病院	市町村
	(国)愛媛医療センター	国立病院機構
	鬼北町立北宇和病院	市町村
	宇和島市立吉田病院	市町村
	愛媛県立南宇和病院	都道府県
	宇和島市立津島病院	市町村
高知県	JA高知病院	厚生連
	佐川町立高北国保病院	市町村
	(地)高知西病院	地域医療機能推進機構
	いの町立国保仁淀病院	市町村
	土佐市立土佐市民病院	市町村
福岡県	福岡県立粕屋新光園	都道府県
	宗像医師会病院	公益法人

都道府県	医療機関施設名	設置主体
福岡県	嶋田病院	医療法人
	(国)大牟田病院	国立病院機構
	飯塚市立病院	市町村
	嘉麻赤十字病院	日赤
	飯塚嘉穂病院	済生会
	(労)総合せき損センター	労働者健康安全機構
	川崎町立病院	地方独立行政法人
	中間市立病院	市町村
	遠賀中間医師会おんが病院	公益法人
	北九州市立総合療育センター	医療法人
	芦屋中央病院	地方独立行政法人
佐賀県	小城市民病院	市町村
	多久市立病院	市町村
	(国)東佐賀病院	国立病院機構
	(地)伊万里松浦病院	地域医療機能推進機構
	町立太良病院	市町村
長崎県	日赤長崎原爆病院	日赤
	国保平戸市民病院	市町村
	北松中央病院	地方独立行政法人
	平戸市立生月病院	市町村
	市立大村市民病院	市町村
	日赤長崎原爆諫早病院	日赤
	長崎県富江病院	都道府県
熊本県	国保険宇城市民病院	市町村
	(国)熊本南病院	国立病院機構
	小国公立病院	市町村
	天草市立牛深市民病院	市町村
	医師会熊本地域医療センター	その他の法人
	熊本市立植木病院	市町村
	熊本市立熊本市民病院	市町村
大分県	杵築市立山香病院	市町村
	臼杵市医師会立コスモス病院	公益法人
	竹田医師会病院	その他の法人
宮崎県	(地)宮崎江南病院	地域医療機能推進機構
	(国)宮崎東病院	国立病院機構
	五ケ瀬町国保病院	市町村
	日南市立中部病院	市町村

都道府県	医療機関施設名	設置主体
宮崎県	えびの市立病院	市町村
	都農町国保病院	市町村
	(国)宮崎病院	国立病院機構
鹿児島県	済生会鹿児島病院	済生会
	鹿児島市医師会病院	医療法人
	鹿児島厚生連病院	厚生連
	鹿児島赤十字病院	日赤
	枕崎市立病院	市町村
	南さつま市立坊津病院	市町村
	肝付町立病院	市町村
	公立種子島病院	市町村

(出所 厚生労働省「第24回地域医療構想に関するWG」(2019年9月26日)参考資料より作成)

〈編著者〉

横山　壽一（よこやま　としかず）　　　　（執筆：第Ⅰ部）
　佛教大学社会福祉学部教授　　　　　専門分野：社会保障学、医療経済学

長友　薫輝（ながとも　まさてる）　　　　（執筆：第Ⅱ部−1）
　津市立三重短期大学生活科学科教授　　専門分野：社会保障論、社会福祉論

〈著　者〉

住江　憲勇（すみえ　けんゆう）　　　　（執筆：地域医療を守る）
　全国保険医団体連合会会長

眞木　高之（まき　たかゆき）　　　　（執筆：地域医療を守る）
　全日本民主医療機関連合会副会長　松江生協病院副院長

尾関　俊紀（おぜき　としのり）　　　　（執筆：地域医療を守る）
　日本医療福祉生活協同組合連合会副会長理事　みなと医療生協理事長

塩見　　正（しおみ　ただし）　　　　（執筆：第Ⅱ部−2、第Ⅲ部−5）
　京都医療労働組合連合会書記次長　京都自治体問題研究所理事

井上　　純（いのうえ　じゅん）　　　　（執筆：第Ⅲ部−1）
　徳島県医療労働組合連合会書記長

沢野　　天（さわの　たかし）　　　　（執筆：第Ⅲ部−2）
　北海道社会保障推進協議会事務局長

新家　忠文（しんけ　ただふみ）　　　　（執筆：第Ⅲ部−3）
　みえ自治労連執行委員長　東海自治体問題研究所理事

長尾　　実（ながお　みのる）　　　　（執筆：第Ⅲ部−4）
　日本医療労働組合連合会社会保障・地域医療対策委員
　全日本国立医療労働組合愛知地区協議会書記長

地域の病院は命の砦―地域医療をつくる政策と行動―

2020年3月5日　　初版第1刷発行

編著者　横山壽一・長友薫輝

発行者　長平　弘

発行所　㈱自治体研究社
　　　　〒162-8512 新宿区矢来町123　矢来ビル4F
　　　　TEL：03・3235・5941／FAX：03・3235・5933
　　　　http://www.jichiken.jp/
　　　　E-Mail：info@jichiken.jp

ISBN978-4-88037-708-7 C0036

DTP：赤塚　修
デザイン：アルファ・デザイン
印刷・製本：中央精版印刷㈱

自治体研究社

公共サービスの産業化と地方自治
──「Society 5.0」戦略下の自治体・地域経済

岡田知弘著　　定価（本体 1300 円＋税）

公共サービスから住民の個人情報まで、公共領域で市場化が強行されている。変質する自治体政策や地域経済に自治サイドから対抗軸を示す。

「自治体戦略 2040 構想」と自治体

白藤博行・岡田知弘・平岡和久著　　定価（本体 1000 円＋税）

「自治体戦略 2040 構想」研究会の報告書を読み解き、基礎自治体の枠組みを壊し、地方自治を骨抜きにするさまざまな問題点を明らかにする。

人口減少時代の自治体政策
──市民共同自治体への展望

中山　徹著　　定価（本体 1200 円＋税）

人口減少に歯止めがかからず、東京一極集中はさらに進む。「市民共同自治体」を提唱し、地域再編に市民のニーズを活かす方法を模索する。

TPP・FTA と公共政策の変質
──問われる国民主権、地方自治、公共サービス

岡田知弘・自治体問題研究所編　　定価（本体 2300 円＋税）

TPP、FTA の中に組み込まれる〈投資家の自由度を最優先で保障する仕組み〉が国民主権や地方自治にいかなる問題を引き起こすか分析する。

水道の民営化・広域化を考える ［改訂版］

尾林芳匡・渡辺卓也編著　　定価（本体 1700 円＋税）

改正水道法が成立して、マスメディアも大きく取り上げた。各地の民営化・広域化の動きを検証し、「いのちの水」をどう守るのかを考察する。

自治体民営化のゆくえ
―公共サービスの変質と再生―

尾林芳匡著　　定価（本体 1300 円＋税）

PFI や指定管理者制度、地方独立行政法人等の仕組みと問題点を明らかにし、窓口業務、公共施設の実態、医療、水道、保育の現状を検証する。